Natürlich gesund
mit Kombucha

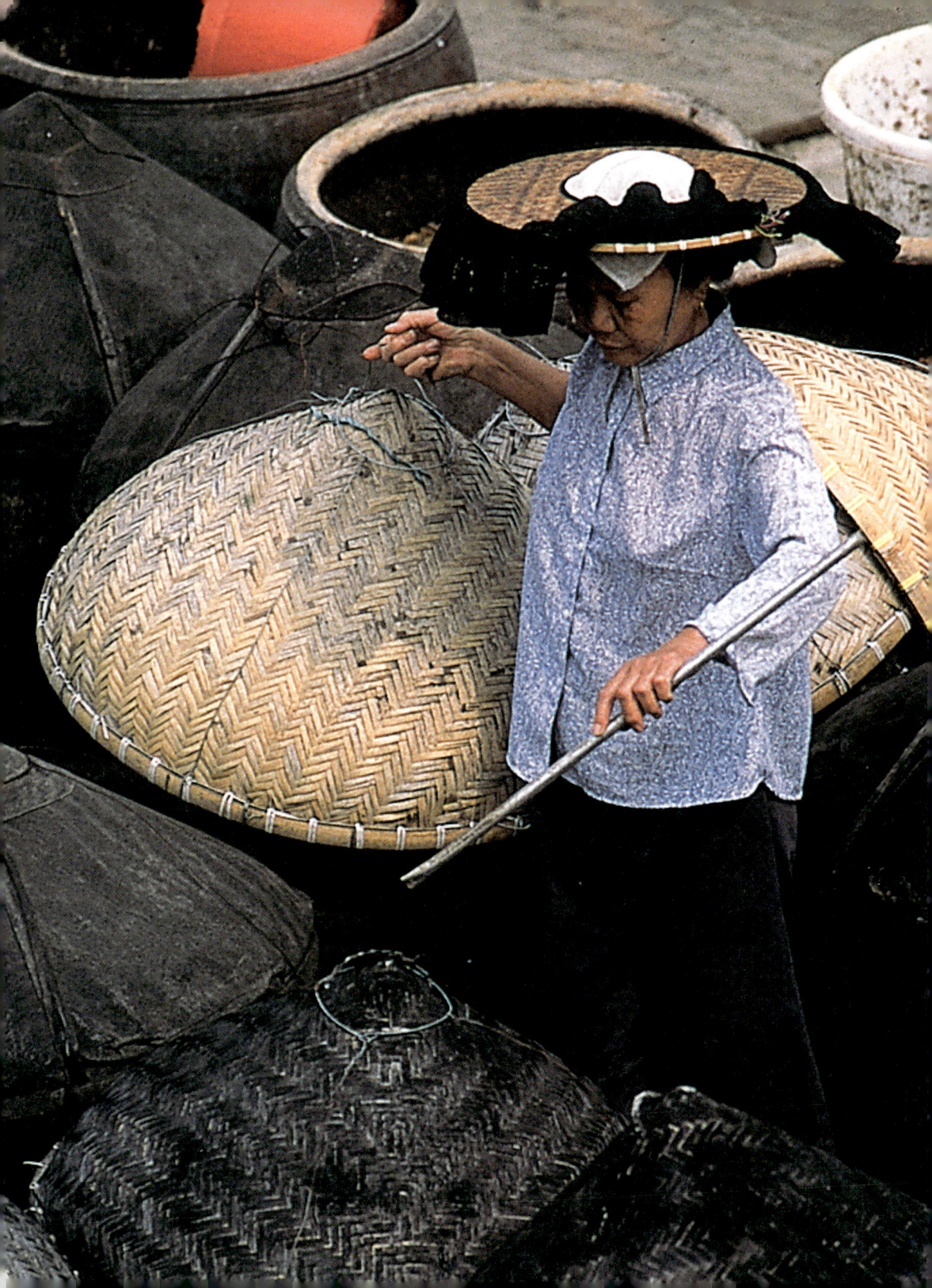

Anita Heßmann-Kosaris

Natürlich gesund mit Kombucha

Energietrunk mit sanfter Heilkraft

- Immunsystem stärken, Stoffwechsel anregen, erfolgreich abnehmen
- Tipps für Körperpflege und Kosmetik
- Extra: Kombucha-Fertiggetränke und Bezugsquellen

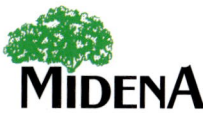

MidenA

DIE AUTORIN: Anita Heßmann-Kosaris lebt und arbeitet als freie Fachjournalistin, Sachbuchautorin und Heilpraktikerin in der Nähe von Frankfurt/Main. Sie hat zahlreiche Artikel und Bücher zu Gesundheitsthemen geschrieben.

HINWEIS: Die Inhalte des vorliegenden Ratgebers sind sorgfältig recherchiert und erarbeitet. Dennoch kann aus rechtlichen Gründen weder von der Autorin noch vom Verlag eine Haftung oder Gewähr übernommen werden.

Anmerkung der Redaktion
Dieses Buch wurde in der neuen Rechtschreibung verfasst.

Es ist nicht gestattet, Abbildungen dieses Buches zu scannen, in PCs oder auf CDs zu speichern oder in PCs/Computern zu verändern oder einzeln oder zusammen mit anderen Bildvorlagen zu manipulieren, es sei denn mit schriftlicher Genehmigung des Verlages.

Die Deutsche Bibliothek – CIP-Einheitsaufnahme

Heßmann-Kosaris, Anita:
Natürlich gesund mit Kombucha : Energietrunk mit sanfter Heilkraft ; Immunsystem stärken, Stoffwechsel anregen, erfolgreich abnehmen ; Tipps für Körperpflege und Kosmetik ; Extra: Kombucha-Fertiggetränke und Bezugsquellen / Anita Heßmann-Kosaris. – Augsburg : Midena 1999
ISBN 3-310-00582-8

Midena Verlag, Augsburg
© 1999 Weltbild Ratgeber Verlage GmbH & Co. KG
Alle Rechte vorbehalten

Redaktion: Helene Weinold, Aystetten
Lektorat: Franz Leipold
Satz: Undercover, Augsburg
Fotos: Tomas & Thomas/Holger Roschlaub S. 7, –/Chr. Charisius S. 8; Stock Vital S. 15, 16, 18, 31, 40, 61, 64, 78, 95, 102; Klaus Lipa S. 20, 38, 47, 49; Hans Reinhard S. 50, 55, 87, 89; Mauritius/Capa S. 73, –/Rosenfeld S. 77; Tony Stone/Georg Tuskany S. 91
Umschlaggestaltung: S/L Kommunikation
Umschlagfotos: Hans Reinhard (großes Foto); Stock Image/Premium (Einklinker)
Druck und Bindung: Offizin Andersen Nexö, Leipzig – ein Betrieb der INTERDRUCK Graphischer Großbetrieb GmbH

Printed in Germany

ISBN 3-310-00582-8

Inhalt

Biotrunk mit sanfter Heilkraft 7
Prickelnde Alternative zu Hochprozentigem 8
Kombucha setzt einiges in Gang 9
Der Tee des Kombu 12

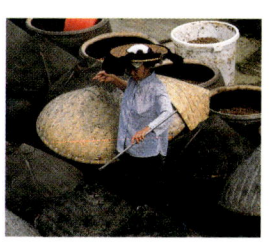

Uraltes Volks- und Naturheilmittel 14
Ein Arzt bringt den Stein ins Rollen 15
Legenden über den »Wunderpilz« 17
Internationales Interesse 18

Was ist Kombucha überhaupt? 20
Die Basis: der Kombucha-Pilz 20
Das steckt in Kombucha 23
Kombucha als Verdauungshilfe 30
Ständig auf der Hut: Immunzellen im Darm 31
Kombucha unterstützt den Stoffwechsel 33

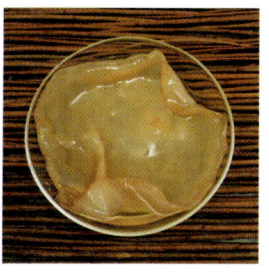

Kombucha aus der eigenen Küche 38
Wo bekommt man den Pilz? 38
Der richtige Tee 40
Zucker oder Honig? 46
Wasser aus der Leitung oder aus der Flasche? 48
Zutaten und Gerätschaften 49
Die Produktion geht weiter 55
Der Pilz bekommt Nachwuchs 56
Kombucha macht Urlaub 57

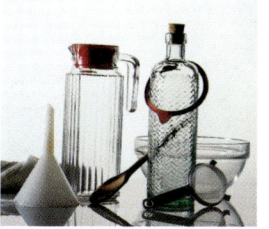

Inhalt

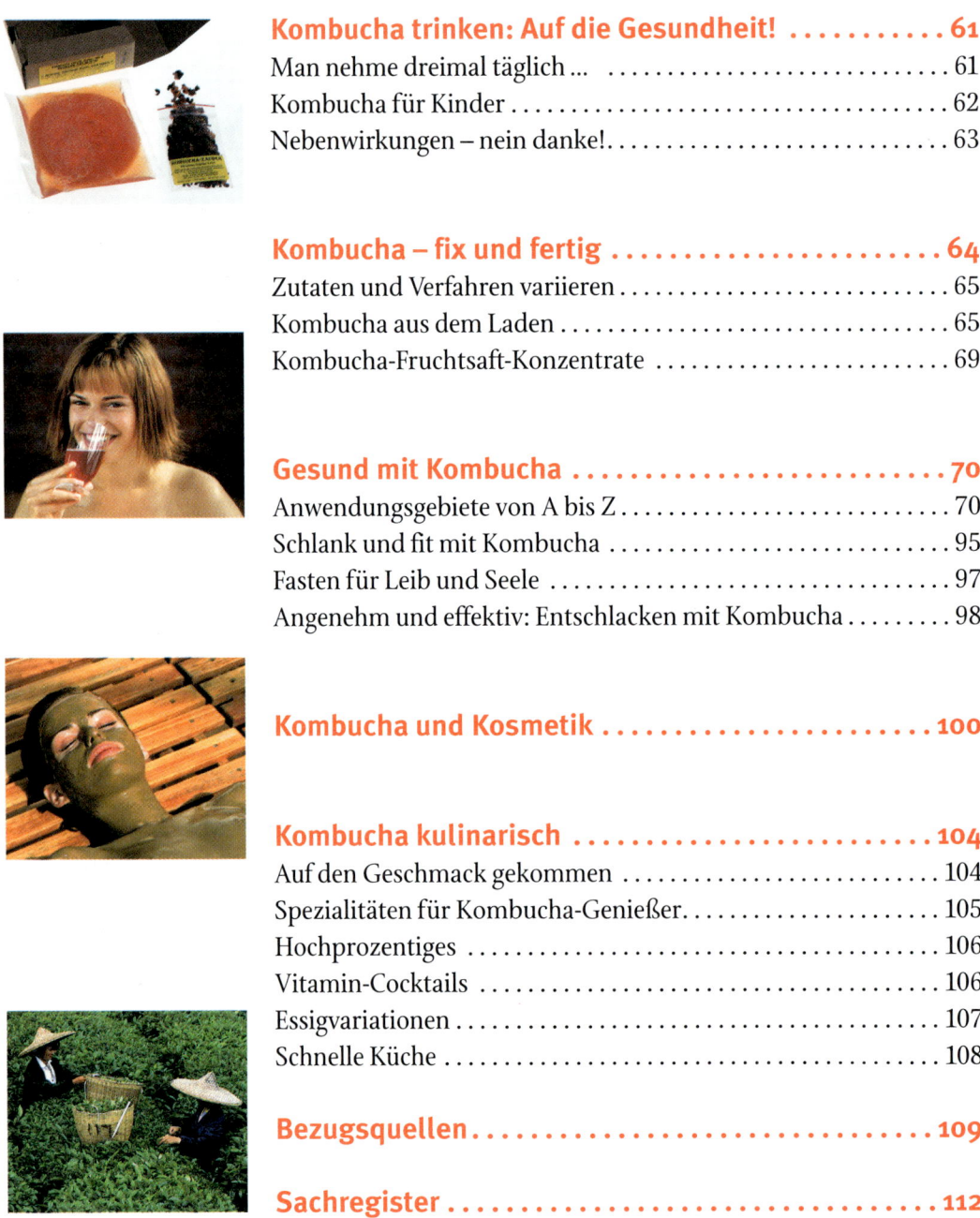

Kombucha trinken: Auf die Gesundheit! 61
Man nehme dreimal täglich 61
Kombucha für Kinder 62
Nebenwirkungen – nein danke!........................... 63

Kombucha – fix und fertig 64
Zutaten und Verfahren variieren 65
Kombucha aus dem Laden 65
Kombucha-Fruchtsaft-Konzentrate 69

Gesund mit Kombucha 70
Anwendungsgebiete von A bis Z 70
Schlank und fit mit Kombucha 95
Fasten für Leib und Seele 97
Angenehm und effektiv: Entschlacken mit Kombucha 98

Kombucha und Kosmetik 100

Kombucha kulinarisch 104
Auf den Geschmack gekommen 104
Spezialitäten für Kombucha-Genießer..................... 105
Hochprozentiges 106
Vitamin-Cocktails 106
Essigvariationen 107
Schnelle Küche 108

Bezugsquellen................................ 109

Sachregister 112

Biotrunk mit sanfter Heilkraft

Ein Fitnessgetränk der Extraklasse, eine asiatische Wundermedizin, ein natürliches Schönheitselixier, eine sanfte Entschlackungshilfe – Kombucha hatte schon immer den Ruf, etwas ganz Besonderes zu sein. Doch was ist wirklich dran an dem uralten Gebräu, das man schon seit zweitausend Jahren kennt – und das jetzt auf dem besten Weg ist, zu einem Kultgetränk unserer Tage zu avancieren? Zunächst einmal nicht viel: ein schwammiger Pilz, Tee und Zucker. Doch was sich aus diesen schlichten Zutaten binnen weniger Tage zusammenbraut, ist ganz erstaunlich: ein erfrischendes Getränk, prickelnd und aromatisch – mit natürlicher Heilwirkung. Denn Kombucha ist tatsächlich mehr als nur ein Durstlöscher, der bei Jung und Alt die Lebensgeister weckt. Sie ist so etwas wie eine wohlschmeckende Medizin, in der, wie man heute weiß, viele wertvolle Biostoffe stecken.

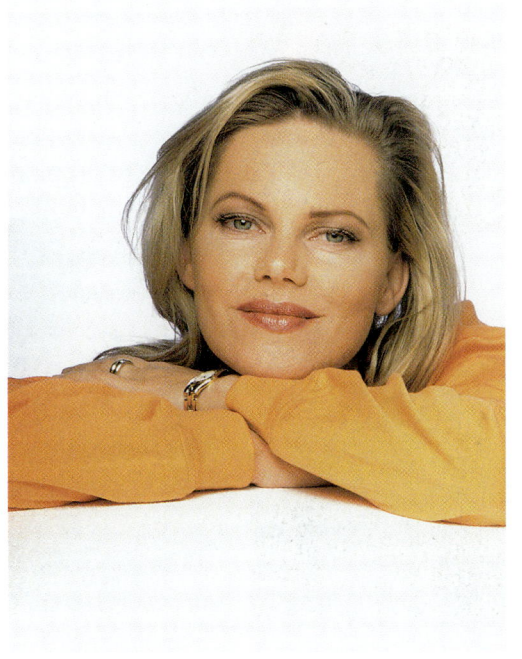

Nina Ruge schwört auf die vitalisierenden Kräfte von Kombucha.

Das hat sich offenbar herumgesprochen. Das Naturgebräu wird längst nicht mehr nur von einer kleinen Gemeinde von Gesundheitsaposteln geschätzt. Da man Kombucha nicht nur kaufen, sondern auch gut selbst brauen kann, findet sie als alltägliches Leib- und Magengetränk weltweit immer mehr Liebhaber. Millionen von Amerikanern vergären schon seit Anfang der neunziger Jahre

Biotrunk mit sanfter Heilkraft

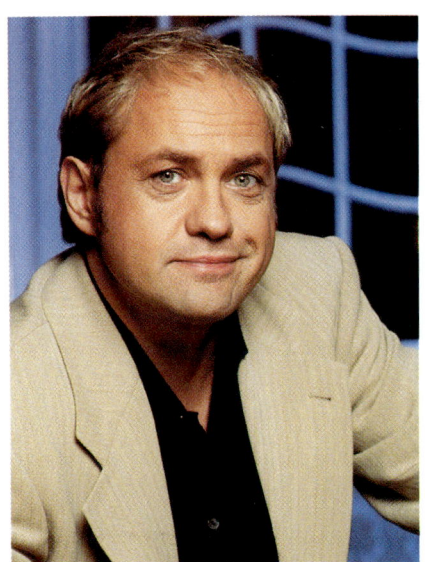

Uwe Ochsenknecht hält sich fit mit Kombucha.

Kombucha im Do-it-yourself-Verfahren. Zu dieser Zeit war bekannt geworden, dass der an Krebs erkrankte Präsident Ronald Reagan täglich einen Liter Kombucha konsumierte. Die Medien berichten seither immer häufiger von Prominenten, Gesundheitsgurus, Filmstars und -sternchen, die die vitalisierenden Kräfte des Kombucha-Juice nicht missen wollen.

Prickelnde Alternative zu Hochprozentigem

Der »Champagne of life«, wie man das Getränk schon Anfang des Jahrhunderts nannte, ist für viele die ideale Alternative zu alkoholischen und aufputschenden Getränken. Denn er belebt und hebt die Stimmung ebenso, doch das ganz ohne einen »Alkohol-Kater« im Schlepptau zu haben. Wer auf gesunde Ernährung achtet und auf chemische Zusätze sowie Konservierungsmittel verzichten will, greift mit gutem Gewissen schon wegen der natürlich gewachsenen Ausgangsstoffe nach dem Getränk. Bei vielen Fasten- und Entgiftungskuren gehört Kombucha praktisch zum Standardprogramm. Anhänger einer Ernährung mit Frischkost schätzen das mild-säuerliche Gebräu vor allem wegen seiner basenbildenden Effekte.

Doch auch wenn es um den reinen Genuss geht, bei feinem Essen und Trinken, ist das moussierende »Stöffchen« die ideale Ergänzung – als Aperitif oder als leichte Verdauungshilfe. Als reines Powergetränk nutzen nicht nur Spitzensportler den Biotrunk. Wer im Alltag etwas für seine körperliche Fitness tut oder sich gelegentlich tüchtig ins Zeug legt, kann mit Kombucha anstelle von Elektrolytgetränken sein Flüssigkeitsreservoir hervorragend auffüllen. Denn die darin enthaltenen Mineralien werden vom Körper bestens aufgenommen. Dass Kombucha von innen her der strapazierten Haut zugute kommt und dass sie dazu beiträgt, überflüssigen Pfunden zu Leibe zu rücken, sind nur einige der vielen Vorzüge, die der belebende Trunk in Hinblick auf unser allgemeines Wohlbefinden hat.

Ob als Aperitif oder als Digestif – Kombucha ist die ideale Ergänzung zu einem feinen Essen.

Kombucha setzt einiges in Gang

Doch von dem prickelnden Elixier profitieren wir nicht nur, wenn es um die Fitness und die schlanke Linie geht. Die große Stärke von Kombucha ist, dass sie uns auch dann gute Dienste erweist, wenn gesundheitlich etwas im Argen liegt. Denn Kombucha setzt in unserem Organismus einiges in Gang: Sie reguliert die Verdauung, hilft gegen Verstopfung, kurbelt den Stoffwechsel an, wirkt entgiftend und unterstützt die körpereigenen Abwehrkräfte im Kampf gegen Viren und Bakterien.

Deshalb ist das Heilgetränk gerade bei Beschwerden, die von falscher Ernährung, Bewegungsmangel, Stress und Umweltbelastungen herrühren, die ideale Nahrungsergänzung. Darunter fallen viele alltägliche Unpässlichkeiten wie Kopf- und Gliederschmerzen, Verstopfung, Müdigkeit oder nervöse Unruhe. Auch der Blutdruck pendelt sich wieder auf ein normales Maß ein. Und nicht zuletzt kommt das Säure-Basen-Gleichgewicht wieder ins Lot.

Das Geheimnis des legendären Teepilz-Getränks: Es enthält einen hohen Anteil an lebenden Hefen, gesundheitsfördernde Bakterien, eiweiß- und kohlenhydratspaltende Enzyme sowie organische Säuren – allesamt fleißige Helfer bei Aufbau und Erhalt einer intakten Darmflora. Die wiederum stellt die Weichen für einen reibungslos funktionierenden Stoffwechsel und ein abwehrstarkes Immunsystem.

Dank seinen vielen wertvollen Biostoffen kann der natürliche Gesundheitscocktail bei den typischen Zivilisationskrankheiten wie Allergien, Magen-Darm-Problemen, Gicht, Zuckerkrankheit, Arterienverkalkung sowie erhöhten Blutfetten und übermäßigem Körpergewicht eine Menge Pluspunkte sammeln.

Spektakuläre Erfahrungsberichte

Es gibt allerdings Dutzende von Erfolgsstorys, die über dieses Therapiespektrum hinausgehen, was bei einem Mittel nicht sonderlich erstaunt, das seit Generationen gegen alle möglichen Gebrechen verwendet wird. Auch einige spektakuläre Berichte, die in jüngster Zeit bekannt geworden sind, stammen zumeist von den Anwendern selbst. Eine streng wissenschaftliche Überprüfung steht daher in

Kombucha ist weiblich, heißt also »die Kombucha«. Ausgesprochen wird das Wort sowohl mit »ch« als auch mit »tsch«, also »Kombutscha«.

Dank wertvoller Biostoffe hilft Kombucha bei vielen Beschwerden.

Biotrunk mit sanfter Heilkraft

In Studien wurde nachgewiesen, dass Kombucha die Ausscheidung von Umweltgiften fördert.

vielen Fällen (noch) aus. Aber das ist nichts Außergewöhnliches. Denn bei der Beurteilung von natürlichen Heilmittel- und verfahren stützt man sich vorwiegend auf rein empirische Daten, auf genaues Beobachten und praktische Erfahrungen.

Naturheilkundlich orientierte Ärzte und Therapeuten von verschiedenen Gesundheitszentren haben überdies Ergebnisse unterschiedlichster Studien dokumentiert. Dabei fiel unter anderem die entgiftende Wirkung von Kombucha auf. So hatte sich in einer Testreihe gezeigt, dass bei Patienten, die zum erstenmal Kombucha getrunken hatten, erhebliche Mengen von Umweltgiften wie Quecksilber, Blei und Benzol im Urin nachweisbar waren.

Ferner hat man in der biologischen Krebstherapie mit Kombucha als Begleitmaßnahme gute Erfahrungen gemacht – und zwar bei Menschen mit Tumorerkrankungen, bei denen das gesamte Immunsystem darniederlag. Berichten zufolge litten beispielsweise Brustkrebs-Patientinnen, die eine Chemotherapie erhielten, nach dem regelmäßigen Konsum von Kombucha weniger unter Nebenwirkungen und fühlten sich insgesamt leistungsfähig. Wissenschaftler von der Medizinischen Hochschule Hannover kamen nach der Analyse von Blutproben zu dem Ergebnis, dass »Kombucha die Entstehung von Abwehrzellen fördert und das Immunsystem stärkt«.

Kombucha hilft dem Körper, sich selbst zu helfen

Dennoch: Kombucha ist kein Allheilmittel und schon gar kein Wundermittel. Trotz aller erstaunlichen und wundersamen Heilberichte kann das Teegetränk allein keine Berge versetzen.

Kombucha verbessert nachhaltig die Leistungsfähigkeit des Immunsystems.

Bei den meisten der dokumentierten medizinischen Anwendungen kam Kombucha als ergänzendes Mittel zum Zuge. Und als solches wirkt das wohlschmeckende Getränk insgesamt positiv auf den Organismus – indem es den Stoffwechsel anregt und die Abwehrkräfte des Immunsystems stärkt. Wir kennen das auch von anderen traditionellen Gärgetränken wie Kefir oder Kwass. Nur mit dem erfreulichen Unterschied, dass Kombucha ganz offenkundig besonders viele positive Kräfte zu bieten hat.

Kefir, Joghurt & Kwass

Was unterscheidet eigentlich Kombucha von anderen Getränken auf Milch- oder Wasserbasis, die ebenfalls durch den Zusatz von Hefen oder Bakterien hergestellt werden?

Milchkefir

Hefepilzartige Organismen und Milchsäurebakterien (Kefirpilz oder Kefirknollen) vergären Milch (ursprünglich Stutenmilch oder Kamelmilch). Ein Teil des Milchzuckers wird dabei in Milchsäure, ein anderer in Alkohol (0,1 – 0,6 %) und Kohlensäure umgewandelt.

Joghurt

Vollmilch oder Magermilch wird mit speziellen Milchsäurekulturen geimpft (z.B. *Lactobacillus bulgaricus* und *Streptococcus thermophilus lactis jugurti*). Ein Teil des Milcheiweißes gerinnt, Molkeneiweiß bleibt in der Molke gelöst und wird von festen Stoffen umschlossen. Joghurt wurde ursprünglich aus Ziegen-, Schaf- oder Büffelmilch hergestellt.

Wasserkefir

Ähnlich wie Kombucha kann auch Wasserkefir problemlos im Haushalt hergestellt werden. Als Grundlage dienen Wasserkefir-Kristalle, die mit Zucker, Leitungswasser und Trockenfrüchten wie etwa Feigen oder Rosinen zur Gärung angesetzt werden. Das prickelnde Getränk ist bereits nach ein bis drei Tagen trinkfertig. Im Gegensatz zu Kombucha, die zur Gärung Sauerstoff benötigt, verläuft die Wasserkefir-Gärung anaerob, also ohne Beteiligung von Sauerstoff. Daher bildet sich vor allem Milchsäure, während bei der Kombucha-Gärung eine größere Vielfalt gesundheitsfördernder Stoffe entsteht (siehe Seite 23).

Kwass

Milchsäurebakterien vergären in Wasser eingeweichtes Roggenbrot oder Getreide, dem je nach Rezeptur noch Malz, Mehl, Sirup, Zucker, Pfefferminze, Früchte und andere Zutaten beigegeben werden.

Biotrunk mit sanfter Heilkraft

Der Tee des Kombu

Der Name für Kombucha leitet sich angeblich von einem koreanischen Wunderheiler namens »Kombu« ab.

Woher der Name Kombucha kommt, lässt sich nicht genau sagen. Nach der Legende soll um 400 nach Christus ein koreanischer Wunderheiler namens Kombu den japanischen Kaiser Inkyo mit seinem Tee von chronischen Magenschmerzen befreit haben. Der Kaiser soll davon so beeindruckt gewesen sein, dass er dem Getränk den Namen »Tsche des Kombu« (zu deutsch: Tee des Kombu) gab. Auf japanisch heißt Tee »cha«: Kombu-Cha.

Eine andere Erklärung besagt, dass der Name auf die essbare Braunalge, die Kombualge, hinweist. In Japan wird das Meeresgewächs zur Zubereitung des Tees verwendet. Japanische Soldaten, die das Gebräu auf ihren Feldzügen mit sich führten, sollen es bis nach Russland gebracht haben.

Manche Historiker meinen, der Name sei eine russische Schöpfung. Das Volk habe üblicherweise seinen Tee mit getrockneten Kombualgen zubereitet. Denn die waren erschwinglicher als der schwarze Tee aus China. Auf der Flüssigkeit haben sich dann über kurz oder lang Bakterien und Pilze niedergelassen. Die Mikroorganismen könnten über die Luft oder andere Kontakte mit dem Tee in Berührung gekommen sein. Sie brachten den Tee-Aufguss zum Gären, so dass ein völlig neues Getränk entstand. Den vermeintlichen Pilz nannten sie kurzerhand wie den Tee, auf dem er sich entfaltet: Kombucha oder Combucha.

Manche Historiker führen Kombucha auf die essbare Kombualge zurück.

Nach anderen Quellen braute die russische Bevölkerung sich jedoch schon vor mehr als tausend Jahren aus dem »japanischen Pilz« ihren »Kwass« – also lange Zeit bevor der Brauch des Schwarzteetrinkens gepflegt wurde.

Dafür dass die Braunalgen an der Entstehung des vitalisierenden Teegetränks ursprünglich in irgendeiner Weise beteiligt waren, sprechen auch Überlieferungen aus Taiwan, wonach das Getränk »K'un-Pu-ch'a« heißt, was soviel bedeutet wie »Leben-das-aus-dem-Meer-stieg-Tee«. Heute wissen wir, dass die jodhaltigen Algen die Schilddrüsenfunktion stimulieren, wodurch der Stoffwechsel beschleunigt wird.

Der Tee des Kombu

Ein Getränk mit vielen Namen

Für das Getränk gibt es ebenso wie für die Kombucha-Kultur eine Fülle von Namen. Je nach Kulturkreis klingen sie fast poetisch – wie »Elixir de longue vie« (Elixier des langen Lebens), »Russische Blume« oder »Japanisches Mütterchen« – oder sie sind ganz handfest wie »Kargasok-Tee«, »Algentee« oder »Kombuchaschwamm«. Hier eine kleine Auswahl:

Algentee
Cembuya orientalis
Champagne of life
Champignon Japonais
Champignon Miracle
Chinapilz
Comboucha
Elixir de longue vie
Fungo cinese
Fungojapon
Ganoderma japonicum
Gichtqualle
Gift of Life
Haipao
Heldenpilz
Hongo
Indischer Weinpilz
Japanisches Mütterchen
Japanpilz
Kargasokpilz
Kocha Kinoko
Kombuchaschwamm
K'un-Pu-ch'a
Ling zhi
Magic Mushroom
Mandschurisch-japanischer Pilz
Marine alga
Medusomyces Gisevii
Mo-Gu
Lindau
Olinka
Pilzwein
Red Tea Fungus
Reishi
Russische Blume
Russische Qualle
Sakwaska
Tea beer
Teekwass
Teemost
Teepilz
Teeschwamm
Teewein
Thee-Schimmel
Titania
Tschambucco
Tsche of Kombu
Wolgameduse
Wolgaqualle
Yaponge
Zauberpilz
Zaubersaft

Uraltes Volks- und Naturheilmittel

Kombucha gelangte über Japan, Russland und das Baltikum nach Mitteleuropa.

Hierzulande hat man Kombucha als Erfrischungsgetränk und Gesundheitselixier erst in den letzten Jahren so richtig entdeckt. Besser gesagt: wieder entdeckt. Denn schon unsere Urgroßeltern brauten sich das mild-säuerliche Getränk, das in einigen asiatischen Ländern eine jahrhundertelange Tradition als echtes Volks- und Naturheilmittel hat.

Der Teepilz war einst über Japan, das zaristische Russland und das Baltikum zu uns gelangt. Jugoslawien, Ungarn, Polen und die Bukowina hatte Kombucha ebenfalls erobert.

Bereits 1913 nahm man ihn wissenschaftlich genauer unter die Lupe. In einem medizinischen Fachblatt wurde der Kombucha-Pilz beschrieben. Über seine Herkunft wusste man damals nichts. Zwei Jahre später hatte man am Polytechnikum in Riga Kombucha-Kulturen gezüchtet und sich näher damit befasst. Zu welchem Schluss die Experten kamen, ist nicht bekannt. Im ersten Weltkrieg lernte man in Polen das Bioprodukt noch von einer anderen Seite kennen: als Abführmittel und als Speise-Essig.

Vor dem Zweiten Weltkrieg war Kombucha als Durstlöscher auch in Deutschland weit verbreitet.

Bis zum zweiten Weltkrieg war Kombucha als prickelndes Volksgetränk auch in weiten Teilen Deutschlands verbreitet. Die Kulturen wurden von tüchtigen Geschäftsleuten unter phantasievollen Bezeichnungen wie »chinesischer« oder »indischer Pilz«, »Mo-Gu« oder »Fungojapon« gehandelt. Die Dänen nannten sie gar »Gichtqualle« oder »Wolgaqualle«, weil man annahm, die wabbelige Grundlage für das stoffwechselanregende Elixier sei tatsächlich eine Qualle aus der Wolga. In Prag gab es sogar einen Pressextrakt namens »Kombuchal« zu kaufen.

Ein Arzt bringt den Stein ins Rollen

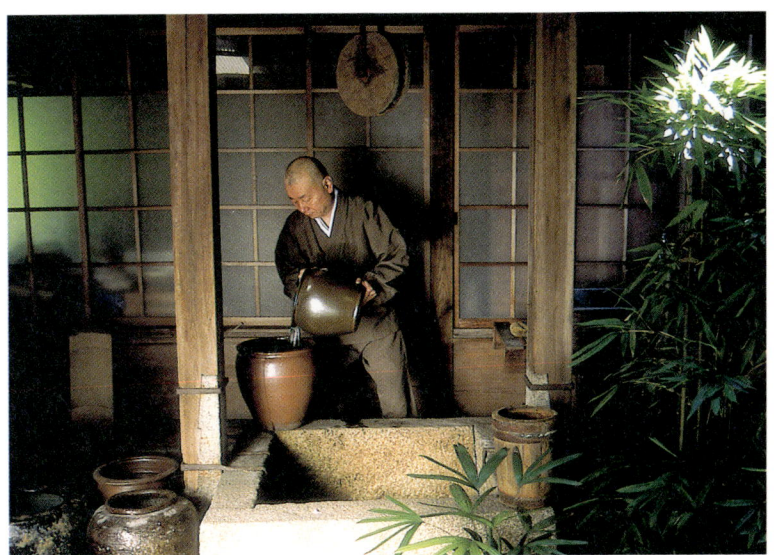

In Asien hat Kombucha eine jahrhundertealte Tradition als Volks- und Naturheilmittel.

Später waren die Kombucha-Rezepturen für einige Zeit in der Versenkung verschwunden. Schuld daran waren wohl auch der Krieg und die strikte Rationierung von Grundstoffen wie Tee und Zucker. Ohne diese »Luxusgüter«, die oft nur zu horrenden Preisen auf dem Schwarzmarkt zu bekommen waren, konnte das eingespielte Team aus Hefen und Bakterien schließlich nicht gedeihen: aus den Augen, aus dem Sinn ...

Ein Arzt bringt den Stein ins Rollen

Während die Gastronomen in Frankreich, Italien und Spanien Kombucha bereits in den fünfziger Jahren in vielen Ferienorten als beliebtes Erfrischungsgetränk auf die Getränkekarte setzten und die High-Society es wegen seiner verdauungsfördernden Eigenschaften als alkoholfreie Alternative zum Aperitif genoss, päppelte in Deutschland nur eine kleine Gemeinde von Insidern ihre Kombucha-Kulturen.

Zu ihr gehörte auch Dr. Rudolf Sklenar, ein Mediziner aus Oberhessen. Er hatte als Truppenarzt in Russland Erfahrungen mit Kombucha gemacht und eine Kultur mit nach Hause gebracht.

Schon vor 40 Jahren war Kombucha in den südlichen Ferienländern ein beliebter Aperitif.

Uraltes Volks- und Naturheilmittel

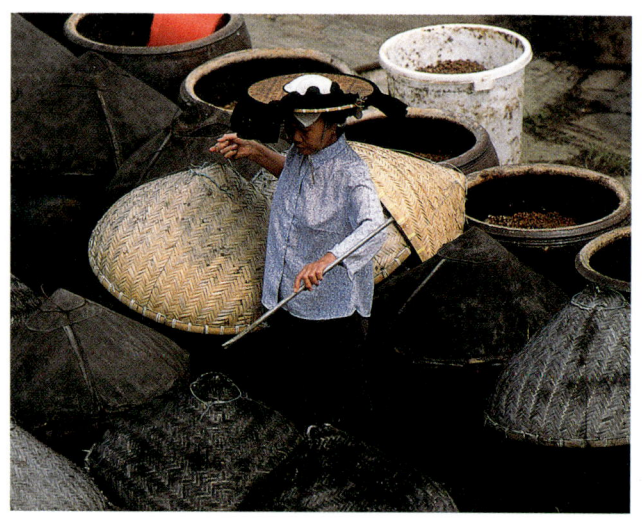

In seiner eigenen Praxis setzte er das vergorene Getränk zunächst bei Patienten ein, deren Magenbeschwerden er auf eine zu geringe Säureproduktion zurückführte. Schließlich empfahl der Arzt Kombucha als Heilmittel gegen die verschiedensten Stoffwechselkrankheiten wie Rheuma, Gicht, Magen-Darm-Leiden, Bluthochdruck, Blutzucker (Diabetes mellitus) und erhöhte Blutfettwerte (Cholesterin).

Auch als Nahrungsmittel ist Kombucha in vielen asiatischen Ländern sehr beliebt.

Erste wissenschaftliche Impulse

Seine ersten Veröffentlichungen gaben bereits in den sechziger Jahren wichtige Impulse für die wissenschaftliche Diskussion um Kombucha.

Dreißig Jahre lang, bis zu seinem Tod im Jahre 1987, befasste sich Sklenar intensiv damit, wie man Kombucha als natürliche Waffe im Kampf gegen Krebs einsetzen könnte. Der Arzt für Allgemeinmedizin hatte im Laufe der Jahre eine eigene ganzheitliche Methode der biologischen Krebstherapie entwickelt. Sie basiert unter anderem auf der darmsanierenden Wirkung von Kombucha und Kolipräparaten. Mit diesen Medikamenten ist es möglich, nützliche Bakterien im Darm anzusiedeln. Sklenar war überzeugt, dass man, vereinfacht gesagt, auf diese Weise die Immunabwehr stärken und den Krebszellen den Garaus machen könnte.

Neue Erkenntnisse über Magenleiden

Doktor Sklenars Annahme wird übrigens von bekannten Krebsforschern bis heute nicht unterstützt. Hier spielt auch mit, dass es seit Anfang der achtziger Jahre völlig neue wissenschaftliche Erkenntnisse über die mögliche Entstehung von Magengeschwüren und

Magenkrebs gibt. Es ist erwiesen, dass ein Keim, *Helicobacter pylori*, den Magensäuren zum Trotz in den Schleimhäuten des Magens überleben kann. Wer davon betroffen ist, kann auf herkömmliche Weise den Erreger mit bestimmten Antibiotika ausräumen (medizinisch: eradizieren). Auch mit Knoblauch soll es möglich sein, den Übeltätern das Handwerk zu legen. Die antibiotischen Effekte von Kombucha werden zwar grundsätzlich nicht in Frage gestellt; es ist jedoch nicht erwiesen, ob sie ausreichen, *Helicobacter* zu besiegen.

Ob die antibiotischen Kräfte von Kombucha ausreichen, um Helicobacter pylori zu besiegen, ist nicht nachgewiesen.

Entgiftender Effekt

Eines allerdings ist offenkundig: die positive Wirkung, die Kombucha im Zusammenhang mit Entgiftung und Stärkung der körpereigenen Abwehr gerade bei Menschen hat, die wegen einer bösartigen Tumorerkrankung chemotherapeutisch behandelt werden.

Auch die Naturheilärztin Dr. Veronica Carstens bescheinigte Kombucha in den achtziger Jahren, dass sie »den Organismus entgiftet und den Stoffwechsel fördert«. Dadurch verbessere sich die körpereigene Abwehrleistung, war die Frau des ehemaligen Bundespräsidenten überzeugt.

Außergewöhnliche Erfolgsnachrichten über Kombucha kommen aus Russland. Zum Beispiel von Menschen, die nach dem Reaktorunfall in Tschernobyl eine erhöhte Strahlenbelastung aufwiesen. Nach der Einnahme von Kombucha seien die Messwerte binnen kürzester Zeit deutlich gefallen. Eine wissenschaftliche Erklärung gibt es dafür bislang nicht. Das Phänomen bestätigt aber, was man auch andernorts beobachtet hat, nämlich dass Kombucha bei Strahlenbehandlungen, Röntgenstrahlen und radioaktiven Einwirkungen einen »entgiftenden« Effekt hat.

Kombucha entgiftet den Stoffwechsel und kann die unangenehmen Wirkungen einer Chemotherapie abschwächen.

Legenden über den »Wunderpilz«

Seit jeher werden Kombucha die unglaublichsten Heilwirkungen nachgesagt, die von harmlosen Unpässlichkeiten bis zu schwersten Erkrankungen reichen. Schon vor 2200 Jahren sollte der Konsum des lebendigen Lebensmittels den Chinesen dazu verhelfen, die

Uraltes Natur- und Volksheilmittel

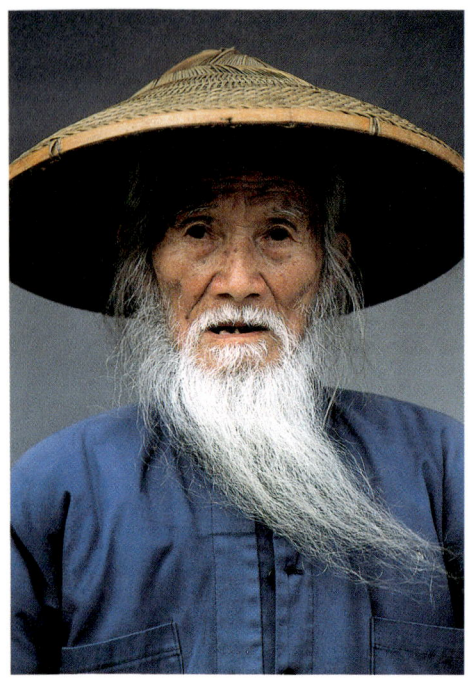

Wer bis ins hohe Alter gesund und fit bleiben möchte, sollte Kombucha auf den täglichen Speisezettel setzen.

Unsterblichkeit zu erlangen. Der Überlieferung nach wussten die alten Chinesen, die während der Tsin-Dynastie (206 v. Chr. – 220 n.Chr.) im Osten Asiens lebten, das prickelnde Getränk zu schätzen – als Durstlöscher ebenso wie als Heilmittel bei allerlei Gebrechen.

Auch in neuerer Zeit ranken sich um den Wunderpilz noch viele Legenden. Etwa die, dass unter den Bewohnern im russischen Kargasok nicht wenige das biblische Alter von über hundert Jahren bei robuster Gesundheit erreichen. Ihre erstaunliche Vitalität sollen auch sie einem kombuchaähnlichen Pilzgetränk verdanken, von dem sie täglich eine gute Portion konsumieren. Das zumindest ist die schier unglaubliche Geschichte einer Reisenden, die in den dreißiger Jahren dort erlebt haben will, wie ein angeblich 130jähriger Mann seine über 80 Jahre alte Braut zum Traualtar führte. Die rüstigen Greise sollen sogar noch Kinder zusammen gehabt haben.

Auch die Mönche in den böhmischen und mährischen Klöstern wussten wohl um die belebenden Kräfte des Gärgetränks. Doch sie hüteten lange Zeit ihr Wissen um »Olinka«, wie sie den Wunderpilz in der ehemaligen Tschechoslowakei nannten.

Internationales Interesse

Heute weiß man zwar noch nicht alles, aber schon sehr viel mehr über das einst mythenumwobene Getränk. Immerhin ist bekannt, woraus es tatsächlich besteht und welche Wirkungen es hervorrufen kann. Es gibt Berichte von Medizinern und Forschern aus Frankreich, Russland, China, Japan, Korea, Indien, Indonesien, Brasilien, Mexiko, den Vereinigten Staaten und Kanada.

In Deutschland hat sich in jüngster Zeit unter anderem Professor Karl Heinz Schmidt, Leiter der Präventivmedizin an der Uni-

Internationales Interesse

versität Tübingen, mit der Wirkungsweise und dem gesundheitlichen Wert von Kombucha befasst. Außerdem testeten verschiedene Sportmediziner, inwieweit sich das körperliche Leitungsniveau durch Kombucha steigern lässt. Zu ihnen gehören beispielsweise Professor Gerrit Simon vom sportmedizinischen Institut der Bundeswehr in Warendorf und der österreichische »Fitness-Papst« Professor Willi Dungl.

Manche Forscher prüfen das Gärgetränk mit außergewöhnlichen Methoden, etwa mit Hilfe der Kirlian-Elektrofotografie, einer Art Hochleistungsfotografie, bei der die Aura der Hand »belichtet« wird, um den Zuwachs an Energie nach dem Genuss von Kombucha sichtbar zu machen. Aufschlussreich ist auch der sogenannte »Bioresonatorentest« des niedersächsischen Arztes und Biologen Dr. Reinhold Wiesner. Mit einem speziellen Verfahren werden vom Blut ausgehende Schwingungen messtechnisch erfasst und mit Kombucha in Verbindung gebracht. Anhand der Ergebnisse zieht Wiesner den Schluss, dass das Gärgetränk (nach Dr. Sklenars Rezeptur) die Abwehrkräfte des kranken Organismus wirksam fördert und körpereigene Heilprozesse in Gang setzt.

Eine Fülle von wissenschaftlichen Publikationen, Forschungsergebnissen und Erfahrungsberichten hat in den letzten Jahren der Mikrobiologe und Naturheilkundler Günther W. Frank aus Birkenfeld im Schwarzwald gesichtet und gesammelt. Das erklärte Anliegen des Kombucha-Experten ist es, »die Erforschung des Teepilzes auf wissenschaftlicher Basis neu zu beleben und durch Studien abzusichern«. Wer Zugang zum Internet hat, kann weltweit über »Info-Boards« und »Mailinglisten« mit anderen Kombucha-Interessierten kommunizieren.

Außerdem gibt es inzwischen Hersteller, die das Naturgetränk in Flaschen abfüllen und als »Lebensmittel eigener Art« nicht nur im Fachhandel, in Bioläden und Reformhäusern, sondern auch im Supermarkt anbieten. (Was das Besondere an diesen Fertiggetränken ist und wo sie zu haben sind, lesen Sie auf Seite 64ff.)

In den letzten Jahren sind Kombucha und ihre positiven Wirkungen auf die Gesundheit verstärkt in das Interesse wissenschaftlicher Forschung gerückt.

Informationen zu Kombucha im Internet: www.kombu.de

Was ist Kombucha überhaupt?

Kombucha ist ein Tee-Getränk, in dem Kulturen von Hefen und Bakterien durch eine natürliche Gärung biologisch wertvolle Stoffe erzeugen. Je nach Rezeptur nimmt man dafür grünen oder schwarzen Tee – oder auch eine Kräutertee-Mischung – und Zucker.

Der »Kombucha-Pilz« besteht aus verschiedenen Hefen und Bakterien.

Die Basis: der Kombucha-Pilz

Als »Starter« für den Gärungsprozess dient ein wabbeliges Gebilde: der sogenannte Kombucha-Pilz. Er ist rund und flach und sieht aus wie ein Eierpfannkuchen. Obwohl er vom Wachstum her sehr viel Ähnlichkeit mit einem Pilz hat, ist er tatsächlich mehr als das. Das üblicherweise als »Kombucha-Pilz« bezeichnete Gewächs besteht nämlich aus verschiedenen winzigen Organismen, aus vitalen Hefezellen und nützlichen Bakterien.

Auf Gedeih und Verderb verbunden

Solch eine Lebensgemeinschaft, bei der einer ohne den anderen nicht existieren kann, bezeichnen Biologen als Symbiose. Denn die Bakterien benötigen für ihre Arbeit und zu ihrem Gedeihen bestimmte Wirkstoffe und Vitamine. Und diese lebenswichtigen Substanzen liefern ihnen die Hefen, indem sie Zucker zu Alkohol vergären. Die Bakterien revanchieren sich, indem sie Säuren produzieren, die die Hefen zu ihrem eigenen Schutz dringend brauchen. Solange das Milieu sauer ist, in dem sie und andere Mikroorganismen sich tummeln, können ihnen Fäulnisbakterien und Krankheitserreger nichts anhaben.

Hefen vergären Zucker zu Alkohol, die Bakterien sorgen für ein saures Milieu.

Hefen und Bakterien

Folgende Hefen und Bakterien helfen bei der Kombuchaproduktion:

Hefen
Saccharomycodes ludwigii, Saccharomyces apiculatus, Schizosaccharomyces pombe, Pichia fermentans, Mycoderma, Torula.

Bakterien
Acetobacter xylinum, Acetobacter aceti, Acetobacter pasteurianum, Gluconubacter gluconicum, Acetobacter ketogenum.

Hefen und Bakterien leisten ganze Arbeit

Sobald der Kombucha-Pilz mit der Lösung aus Tee und Zucker in Kontakt kommt, beginnen die Mikroorganismen sich zu vermehren, und zwar nicht nur durch Sporen, wie das bei einigen Pilzen der Fall ist, sondern zumeist durch Sprossung. Dadurch wächst auf der gesamten Oberfläche der Flüssigkeit die wabbelige, flache Masse in Schichten heran. Sie hat die gleichen Umrisse wie das Gefäß, in dem sie gedeiht.

Die Mikroorganismen vermehren sich durch Sprossung – so kann die wabblige Masse schnell heranwachsen.

Von ihrer Unterfläche aus gelangen die Wirkstoffe in die Teemischung. Dort werden sie während des Gärvorgangs aufgeschlüsselt und verändert. So dient zum Beispiel der Zucker in der Nährlösung nicht dazu, das Gebräu in eine süße Brause zu verwandeln. Einen Teil davon verleiben sich die Hefen ein, um daraus Alkohol und

Was ist Kombucha überhaupt?

Hefen und Bakterien der Kombucha leben in einer idealen Symbiose.

Kohlendioxid zu fabrizieren. Das ist übrigens gut an den kleinen Bläschen zu erkennen, die in der Nährlösung aufsteigen. Auch die Bakterien machen sich über den Zucker her und bauen ihn zu Traubenzucker (Glukose) und Fruchtzucker (Fruktose) um. Für unser Stoffwechselsystem ist das eine willkommene Vorleistung, denn in dieser Form kann es den Zucker leichter weiterverarbeiten.

Aus einem Teil des Zuckers stellen die Bakterien Zellulose her. Die braucht der »Pilz«, um sich ordentlich zu entwickeln. In etwa zehn Tagen ist er so dick, dass sich die oberste Schicht abzulösen beginnt. (Was es mit dieser »Baby-Kombucha« auf sich hat und was Sie damit anfangen können, erfahren Sie auf Seite 56.)

Weder Pilz noch Flechte

Im allgemeinen wird die Kombucha-Kultur als »Kombucha-Pilz« bezeichnet, obwohl sie, wie oben beschrieben, in Wirklichkeit aus Hefezellen und Bakterien besteht. Doch der Name »Kombucha-Pilz« hat sich inzwischen so eingebürgert, dass wir ihn trotz seiner Ungenauigkeit in diesem Buch verwenden.

Häufig wird das wabbelige Gebilde auch für eine Flechte gehalten. Doch das ist falsch. Eine Flechte ist ein Organismus, der sich aus Alge und Pilz zusammensetzt. Da Algen stets Blattgrün enthalten, brauchen sie für ihre Energiegewinnung Licht (Photosynthese). Die Kombucha-Kultur hingegen wächst und gedeiht auch im Dunklen.

Nach dem Gärprozess wird das Tee-Zucker-Gemisch naturtrüb.

Jede Kombucha schmeckt anders

Die bei diesem Gärprozess entstandenen Inhaltsstoffe verändern das Getränk in jeder Hinsicht. Es sieht jetzt naturtrüb aus und schmeckt auch völlig anders als das ursprüngliche Tee-Zucker-Gemisch.

Der Geschmack ist von Kombucha zu Kombucha verschieden, denn von der Teesorte, der Zuckermenge, der Gärdauer und -temperatur hängt ab, ob und in welcher Menge die Substanzen im Kombucha-Getränk tatsächlich vorhanden sind. Auch andere Einflüsse wie zum Beispiel die Lichtverhältnisse, das Raumklima und das Material des Gefäßes spielen bei der natürlichen »Produktgestaltung« stets eine Rolle.

Vor allem aber kommt es darauf an, wie das Kombucha-Gewächs selbst beschaffen ist. Stammen die Mikroorganismen aus dem kühlen Norden, haben sie womöglich andere Vorlieben und Eigenheiten als ihre Vettern aus dem sonnigen Süden. Selbst dann, wenn jede Nährlösung mit »Ablegern« von ein und derselben »Kombucha-Mutter« angesetzt wird, gibt es bei solch einem lebendigen Naturprodukt natürliche Schwankungen. Es kann sich bei den quantitativen und qualitativen Angaben zu Inhaltsstoffen also stets nur um eine allgemeine Orientierungshilfe handeln.

Der Geschmack des Gärgetränks wird von vielen Faktoren beeinflusst, z. B. Teesorte, Zuckermenge, Gärdauer, Temperatur, Licht oder Gefäßmaterial.

Das steckt in Kombucha

Durch gründliche chemische Analysen wurden viele biologisch wertvolle Inhaltsstoffe in der vergorenen Flüssigkeit nachgewiesen, die zum Teil antibiotische und entgiftende Wirkungen haben: organische Säuren, eiweiß- und kohlenhydratspaltende Enzyme, Vitamine und Mineralstoffe, Hefen, Polysaccharide, Koffein und Alkohol.

Von Alkohol bis Zink

Die wichtigsten Inhaltsstoffe des vergorenen Getränks:

Säuren: Glukuronsäure, Milchsäure, Essigsäure, Gerbsäure, Glukonsäure, Kohlensäure, Weinsäure, Zitronensäure, Oxalsäure, Bernsteinsäure, Malonsäure.

Vitamine: B_1, B_2, B_3, B_6, B_{12}, Folsäure, C, D, E, K.

Enzyme: Invertase, Amylase, Katalase, Labenzym, Saccharase, Proteolytisches Enzym.

Mineralien: Natrium, Kalium, Magnesium, Kalzium, Mangan, Eisen, Kobalt, Kupfer, Zink.

Außerdem: Hefen (ca. 10 Millionen Zellen pro Milliliter Kombucha), Polysaccharide, Koffein, Alkohol.

Verantwortlich für den hohen Gesundheitswert: die Inhaltsstoffe von Kombucha!

Was ist Kombucha überhaupt?

Lange Zeit war man sicher, dass die Glukuronsäure und die rechtsdrehende Milchsäure die wichtigste Rolle bei der gesundheitsfördernden Wirkung der Kombucha spielen. Inzwischen schreiben einige Experten den insgesamt positiven Effekt eher den Enzymen (früher nannte man sie Fermente) und Vitaminen zu, die in dem Getränk ebenfalls reichlich vorhanden sind. Für manchen Kombucha-Liebhaber sind nicht zuletzt die bei der Gärung entstandenen belebenden Elemente wie Kohlensäure und Spuren von Koffein und Alkohol (im Schnitt zwischen 0,5 bis 1 Prozent) das Tüpfelchen auf dem »i«.

Glukuronsäure

Glukuronsäure fördert die Ausleitung von Giftstoffen aus dem Körper und stärkt die Immunabwehr.

Diese Säure ist dem Körper keineswegs fremd, denn die Leber selbst stellt sie her. Die Glukuronsäure hat unter anderem die Aufgabe, sich mit den Abbauprodukten des Stoffwechsels und mit körperfremden Substanzen, die über die Nahrung, die Atemwege und die Haut in den Körper gelangt sind, aufs engste zu verbinden. In dieser neuen Allianz lassen sich schädliche Stoffe wie Konservierungsmittel, Nikotin und Umweltgifte wie Quecksilber, Blei und Benzol besser über den Darm und die Harnwege ausleiten.

Die zusätzliche Gabe von natürlicher Glukuronsäure hat noch weitere positive Effekte, unter anderem auf die körpereigenen Abwehrkräfte. Schon vor fast vierzig Jahren hatte der Arzt Dr. Valentin Köhler über seine Erfahrungen mit dem Einsatz von Glukuronsäure bei krebskranken Patienten berichtet. Er hatte beobachtet, dass die Entgiftung des Körpers mit einer allgemeinen Verbesserung des Allgemeinbefindens einhergeht.

Dr. Köhler befasste sich zudem intensiv mit den Auswirkungen der Glukuronsäure auf die pflanzliche Zelle und damit auch auf kranke Bäume. Seinen Forschungen zufolge schützt Glukuronsäure die Pflanzen vor Wachstumsstörungen und fördert ihre Regeneration. Dass Glukuronsäure Bäume vor dem vorzeitigen Absterben bewahrt, haben übrigens auch Wissenschaftler der Universität München nach einem breit angelegten Test mit Glukuronsäure im Gießwasser bestätigt.

Glukuronsäure schützt Pflanzen vor Störungen im Wachstum.

Polysaccharide

Ferner ist die Glukuronsäure in ihrer gebundenen Form ein Baustein von so wichtigen Polysacchariden wie Hyaluronsäure, Chondroitinsulfat, Mukoitinsulfat und Heparin.

Von den Polysacchariden weiß man, dass sie unter anderem die Immunzellen in Schuss halten. Diese aus mehreren Kohlenhydraten bestehenden Zuckermoleküle sind biologisch recht aktiv. Sie unterstützen das Immunsystem und die Funktion der großen Fresszellen (Makrophagen) sowie der antikörperproduzierenden T-Helferzellen und Mastzellen. Diese »Wachposten« der Immunabwehr müssen jederzeit bereit sein, artfremde Eindringlinge abzuwehren und die Bildung von Tumoren zu verhindern.

Von elementarer Bedeutung sind die einzelnen Stoffe bei allen Störungen, die sonst noch in ihr Einsatzgebiet fallen: Hyaluronsäure bei Bindegewebsschwächen, Chondroitinsulfat bei Knorpelschäden und entzündlichen Gelenkerkrankungen (Arthritiden), Mukoitinsulfat bei Magenschleimhautentzündungen und bei der Glaskörperbildung im Auge, Heparin bei Blutgerinnungsstörungen.

Polysaccharide sind wichtige Bausteine bestimmter Abwehrzellen.

Enzyme

Enzyme sind großmolekulare Wirkstoffe (Eiweißkörper), die chemische Prozesse des Stoffwechsels aktivieren, beschleunigen und auslösen, ohne sich dabei selbst zu erschöpfen oder zu verändern. Jedes Enzym ist ein Spezialist und hat seine eigene Aufgabe. Je nach Herkunft sind die einen am Aufbau komplizierter Verbindungen beteiligt, andere an Abbauprozessen. Sie alle versuchen, vereinfacht gesagt, abweichende Reaktionen wieder ins Gleichgewicht zu bringen. Im menschlichen Körper sind rund 3000 Enzyme erforscht. Die im Kombucha enthaltenen Enzyme unterstützen den überlasteten Verdauungsapparat, indem sie sich an der Aufspaltung von Nahrungsstoffen beteiligen.

Ohne Enzyme könnte der menschliche Stoffwechsel nicht funktionieren.

Vitamine und Mineralstoffe

Auch Vitamine wirken als Katalysatoren. Das heißt, sie hemmen oder beschleunigen Reaktionen, oder sie bestimmen ihren Verlauf,

Was ist Kombucha überhaupt?

Vitamine und Spurenelemente sind häufig Bestandteil von Enzymen und Hormonen.

ohne selbst daran beteiligt zu sein. Zusammen mit den Spurenelementen dienen sie als Impulsgeber für Enzyme und Hormone – und sorgen für das Gleichgewicht der biochemischen Regulationsvorgänge im Stoffwechsel. Mineralstoffe kommen vor allem als Baustoffe zum Einsatz. Sie werden für das Wachstum benötigt, beispielsweise zur Bildung und Härtung von Knochen und Zähnen. Außerdem kontrollieren sie die Körperflüssigkeiten.

Milchsäure

Einen wichtigen Part spielt auch die Milchsäure, genauer gesagt: die rechtsdrehende Milchsäure »L(+)«. Sie wirkt, anders als ihre linksdrehende Schwester »D(–)«, in jeder Hinsicht positiv auf den menschlichen Organismus. So sorgt diese organische Säure im Darm für das leicht saure Milieu, das den üblen Fäulnisbakterien überhaupt nicht behagt. Das macht es den nützlichen Bakterien leichter, sich im Darm anzusiedeln. Außerdem wirkt die Milchsäure direkt auf die Darmschleimhaut und regt dadurch die wellenförmige Muskelbewegung (Peristaltik) an, durch die der Speisebrei geknetet und weitergeschoben wird. Das ist also mit ein Grund, weshalb Kombucha Darmträgheit verhindern oder ohne den Einsatz künstlicher Abführmittel beseitigen kann.

Da die rechtsdrehende Milchsäure als Zwischenprodukt des Energiestoffwechsels von Haus aus im menschlichen Körper vorkommt, bezeichnet man sie auch als »physiologische« Milchsäure. Unser Organismus braucht sie unter anderem zur Energiegewinnung in den Muskeln, der Leber und den roten Blutzellen. Die linksdrehende Milchsäure taugt lediglich zur Energiegewinnung. Für den Transport in die Leber, die roten Blutzellen und zur Überwindung der Blut-Hirn-Schranke fehlen ihr die nötigen Mittel in Form spezifischer Enzyme.

Die rechtsdrehende Milchsäure (L+) erteilt Schwermetallen eine Abfuhr.

Die rechtsdrehende Milchsäure macht sich auch beim Aufbau von Glukose, Fettsäure und einer Gruppe von biologisch wichtigen organischen Verbindungen (Steroiden) nützlich. Das wiederum wirkt sich vorteilhaft auf die Abfuhr von gesundheitsbelastenden Schwermetallen wie Blei und Kadmium aus.

Das in der Milchsäure enthaltene Azetylcholin kommt ebenfalls im Körper vor. Dort wirkt es an entscheidender Stelle an der Übertragung von Impulsen im Gehirn, Rückenmark und Nervensystem mit. Zusätzlich erweitert es die peripheren Blutgefäße, beschleunigt die Darmbewegung und verlangsamt den Herzschlag.

Der Dreh mit der Milchsäure

Die Milchsäure ist eine organische Säure. Sie kommt in drei Formen vor:
- als rechtsdrehende Milchsäure = L(+)-Laktat
- als linksdrehende Milchsäure = D(−)-Laktat
- als inaktive Milchsäure = DL-Laktat

Die Bezeichnung bedeutet nicht, dass sich in der Milchsäure irgendetwas nach rechts oder links (oder überhaupt nicht) dreht. Die Milchsäure besitzt vielmehr die Eigenschaft, die Ebene eines linear polarisierten Lichtstrahls in die jeweilige Richtung zu drehen.

Hefen

Eine besondere Rolle spielen die Hefepilze der Kombucha-Kultur. Die Hefen von der Gattung *Pichia* sind französischen Immunbiologen zufolge dem körpereigenen Abwehrsystem besonders zuträglich. Wie auch die anderen Hefepilze in der Kombucha-Kultur sind sie für den menschlichen Körper absolut unschädlich. Sie gehören einer Gattung an, die im Verdauungstrakt durchaus willkommen ist, und stabilisieren durch ihre Stoffwechselaktivitäten das Darmmilieu im sauren Bereich. So verhindern sie eine abnorme Gärung durch schädliche Mikroorganismen. Äußerlich angewendet haben die Hefeteilchen eine pflegende und reinigende Wirkung auf die Haut.

Diese Hefen sind nicht zu verwechseln mit den üblen Schmarotzern aus der Gattung *Candida*, die Entzündungen der Haut und Schleimhäute sowie allergische Reaktionen hervorrufen können.

> Kombuchahefen sind – im Gegensatz zu Candida-Arten – äußerst verträglich.

Was ist Kombucha überhaupt?

Oft trotzen diese Spezies der Immunabwehr. Auch andere Maßnahmen, wie der strikte Entzug von Süßigkeiten, kann *Candida albicans* nicht aufhalten. Mit Kombucha sollen sich, verschiedenen Berichten zufolge, derartige *Candida*-Infektionen sogar in Schach halten lassen. Im übrigen vertragen sich von den zweihundert *Candida*-Arten einige durchaus mit dem menschlichen Organismus, beispielsweise *Candida robusta* in der Backhefe oder die *Candida*, die im Kefir vorkommt.

Wer allerdings gerade eine Pilzdiät macht, um die krankmachenden Mitbewohner auszuhungern, sollte Kombucha gut durchgegoren genießen, um sicherzugehen, dass so wenig Restzucker wie möglich darin enthalten ist. Nebenbei gesagt, reagieren einige der missliebigen Pilze auf Nahrungsentzug äußerst unangenehm. Sie bilden kurzerhand lange Hyphen, mit denen sie sich durch die Darmwand hangeln, um andernorts auf Futtersuche zu gehen.

Der Sinn und Unsinn von Pilzdiäten wird derzeit unter den Fachleuten heftig diskutiert. Deshalb sollte solche ein Vorgehen am besten ganz individuell mit dem behandelnden Arzt oder Heilpraktiker abgestimmt werden. Es spricht sicher nichts dagegen, im Zweifel zugunsten von Kombucha zu entscheiden. Da die Abwehrkräfte von dem Heiltrank allemal profitieren, können sie mit neuer Kraft gegen die pathogenen Pilze zu Felde ziehen.

Machen Sie eine Pilzdiät nur unter Anleitung des Arztes.

Usninsäure

Usninsäure bekämpft Viren und Bakterien im Darm.

Verschiedene Studien, vor allem in Russland und den Vereinigten Staaten, haben gezeigt, dass an der antibiotischen Wirkung von Kombucha die Usninsäure beteiligt ist. Diese normalerweise aus Flechten gewonnene Säure geht im Darm nicht nur den krankheitserregenden Bakterien, sondern mitunter auch Viren an den Kragen.

Alkohol

Mit einem halben Prozent Alkohol, der normalerweise in einem fertig vergorenen Getränk steckt, nehmen wir mit Kombucha die gleiche Menge Alkohol auf wie beispielsweise mit Apfelsaft (!).

Denn auch der enthält eine nicht deklarationspflichtige Menge, die zur Konservierung des Saftes dient. Der Schwellenwert für die Wahrnehmung liegt übrigens bei 0,2 bis 0,5 Prozent.

Da man Kombucha ohnehin in Maßen trinken sollte – über den Tag verteilt drei bis vier Gläser (siehe Seite 61) –, stellt der Alkoholgehalt normalerweise kein Problem dar. Im Gegenteil: Wird Alkohol in dieser geringen Menge zugeführt, besitzt er durchaus günstige Eigenschaften auf den Organismus.

Der Alkoholgehalt von Kombucha liegt bei ca. $1/2$ Prozent.

Alkohol – in geringen Dosen nützlich

Die Pharmakologie – die Lehre von der Wirkung fremder und körpereigener Stoffe auf den Organismus – lehrt:

Alkohol
- besitzt eine anregende Wirkung auf das vasomotorische Zentrum des Herzens und erhöht den Blutfluss zu den Koronar-Arterien,
- wirkt bei peripheren Durchblutungsstörungen,
- vermindert das Risiko koronarer Erkrankungen,
- begünstigt die Wasserausscheidung,
- steigert die Sekretion der Fundusdrüsen des Magens,
- verbessert in niedrigen Dosen die Abwehrlage des Immunsystems,
- hemmt die Vergiftung mit Nitrosamin, das über die Nahrung aufgenommen wird, und setzt dessen Kanzerogenität herab.

Die Dosis macht das Gift – dieser Satz gilt beim Alkohol ganz besonders. So kann beispielsweise ein Gläschen Wein, ab und zu genossen, der Gesundheit eines Erwachsenen durchaus zuträglich sein. Wein verhindert bekanntlich, dass sich die schädlichen LDL-Cholesterine an den Gefäßwänden anheften und den Blutdurchfluss behindern.

Ein Gläschen Wein pro Tag kann die Gesundheit fördern.

Was ist Kombucha überhaupt?

> Gerade für Alkohol gilt: Die Dosis macht das Gift!

Alles andere als rosig sind die Prognosen jedoch, wenn regelmäßig Alkohol über die Maßen konsumiert wird. Abgesehen davon, dass er zur Sucht führen kann, schädigt er in vielfältiger Weise den Körper. Betroffen sind davon die Verdauungs- und Stoffwechselorgane, vor allem die Leber und die Bauchspeicheldrüse. Ferner werden Herz und Gefäße, Haut und Schleimhäute sowie die peripheren Nerven und die Gehirnzellen in Mitleidenschaft gezogen. Außerdem vergrößert sich das Risiko, an Krebs im Mund- und Rachenbereich, am Kehlkopf, an der Speiseröhre und der Bauchspeicheldrüse zu erkranken.

Wegen der minimalen Alkoholmenge in Kombucha muss man sich, um es noch einmal zu sagen, normalerweise keine gesundheitlichen Sorgen machen. Kombucha ist eher eine gute Alternative zu stärker alkoholischen Getränken wie etwa Sekt oder Bier. Mit einer Ausnahme: Wer Alkoholprobleme hat, sollte – ebenso wie »trockene« Alkoholkranke – sicherheitshalber keine Kombucha trinken.

Kombucha als Verdauungshilfe

Indem wir Kombucha trinken, liefern wir dem Körper in erster Linie wertvollen Nachschub an natürlichen Verdauungshilfen. Diese Verstärkung von außen kann er in aller Regel gut gebrauchen.

Im menschlichen Darm siedeln etwa 500 verschiedene Bakterien, die Nahrungspartikel aufspalten und Abfallprodukte entsorgen.

Normalerweise siedeln Billionen von Kleinstlebewesen in unserem Darm. Sie sorgen dafür, dass einzelne Nahrungsbestandteile wie Fette und Zucker sowie Eiweiße, Mineralstoffe, Vitamine, Enzyme und andere Substanzen zerlegt und durch die Darmwände in die Blutbahn geschleust werden. Von hier aus gelangen die Stoffe in die Körperregionen, wo sie weiterverarbeitet oder anderweitig genutzt werden.

An der Verdauungsarbeit beteiligen sich etwa 500 verschiedene Arten von Bakterien. Sie sind damit beschäftigt, die Nahrung aufzuspalten und die Abfallprodukte zu entsorgen. Dazu zählen alle Stoffe, die der Körper nicht mehr verwenden kann: zum Beispiel Endprodukte des Stoffwechsels, unverdauliche Nahrungsbestandteile, eingetrocknete Reste von Verdauungssäften und überalterte Darmzellen sowie tote Bakterien.

Kombucha als Verdauungshilfe

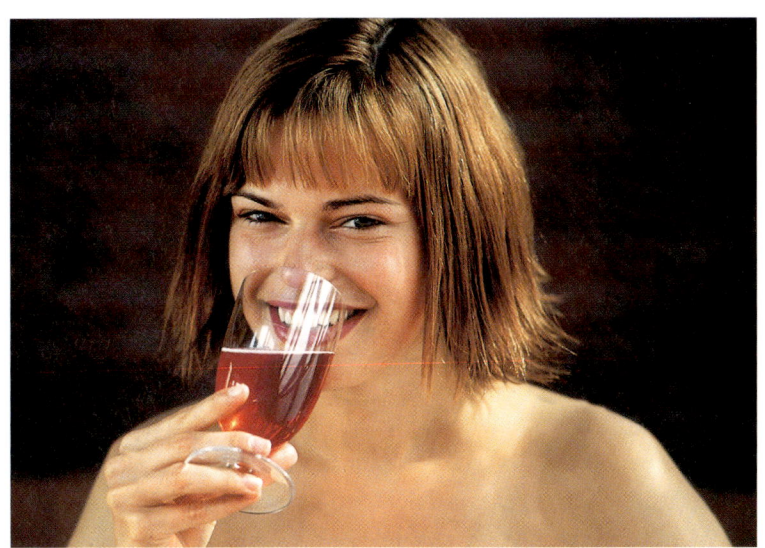

Kombucha stabilisiert die Darmflora und regt die Verdauung an.

Ständig auf der Hut: Immunzellen im Darm

Der Darm, dieses fünf bis sechs Meter lange schlauchartige Gebilde, hat aber nicht nur als Verdauungs- und Ausleitungsorgan eine wesentliche Funktion für den gesamten Organismus. Im Darm befindet sich überdies ein wichtiger Teil unseres körpereigenen Abwehrsystems. Immerhin sind in der Darmschleimhaut 70 bis 80 Prozent der Immunzellen untergebracht. Sie schlagen als erstes Alarm und informieren das übrige Immunsystem, wenn sich gefährliche Eindringlinge nähern.

Von einer intakten Darmflora hängt für den gesamten Organismus also sehr viel ab. In einem gesunden Darm haben krankmachende Erreger wenig Chancen bei dem Versuch, nützliche Darmbewohner zu unterwandern. In solch einem Fall treffen die schädlichen Eindringlinge bereits an Ort und Stelle auf eine äußerst widerstandsfähige Abwehr. Denn die Truppe des Immunsystems (Gedächtniszellen, Antikörper, Botenstoffe) ist allein schon durch die Anwesenheit der nützlichen Mikroorganismen ständig auf der Hut.

Eigentlich müssten diese gutartigen Keime, die sich in den Schleimhäuten eingenistet haben, um nach verwertbaren Nah-

Eine intakte Darmflora ist entscheidend für ein gut funktionierendes Abwehrsystem.

rungsresten Ausschau zu halten, ebenso wie die anderen Fremdlinge bekämpft werden. Doch zwischen den im Darm ansässigen Schmarotzern und der Immunabwehr besteht eine Art Burgfrieden. Die Abwehrzellen halten sich zurück – und der Körper kassiert dafür im Gegenzug einige wertvolle Nebenprodukte, die bei der Verdauungsarbeit der hilfreichen Winzlinge anfallen: Vitamin K zum Beispiel, das er für die Blutgerinnung dringend braucht, und einige lebenswichtige B-Vitamine wie Biotin, B_{12} und Pantothensäure.

Die Abwehr in Bedrängnis

Falsche Ernährung, Medikamente und Alkohol können die natürliche Darmflora schwer schädigen.

Bei vielen Menschen ist die Bakterienflora im Darm nicht in bester Verfassung. Schuld daran ist oft eine falsche Ernährung mit zuviel Zucker und Fett. Aber auch Medikamente wie Antibiotika, Schmerzmittel, Appetitzügler oder Antibabypille sowie Alkohol können die Darmflora schädigen. Das alles bringt die dort ansässige Immunabwehr in arge Bedrängnis. Sie hat große Schwierigkeiten, die schädlichen Keime, Bakterien, Pilze und Parasiten wieder loszuwerden. Haben die Eindringlinge erst einmal Fuß gefasst, gelangen sie leicht durch die Darmschleimhaut in den Blutstrom und auf diesem Wege bis in die entlegensten Körperregionen, wo sie Infektionen, zum Beispiel der oberen Atemwege, auslösen können.

Ist der Darm nicht in Ordnung, ist das Immunsystem kaum noch in der Lage, angemessen zu reagieren. Mal schießt es völlig über das Ziel hinaus, wie das bei Allergien der Fall ist. Ein andermal verpasst es seinen Einsatz und kann Infektionen nicht verhindern.

Wenn die falschen Bakterien am Werk sind

In der Folge kommt es zu Blähungen, Vollegefühl, Durchfällen oder Verstopfung.

Doch nicht nur das Immunsystem nimmt Schaden, wenn die falschen Bakterien im Darm die Oberhand haben. Mit der physiologischen Zersetzung der Speisen ist die Minderheit der nützlichen Darmbewohner total überfordert. Blähungen, Aufstoßen und Völlegefühl können diesen unheilvollen Zustand signalisieren, ebenso wie häufig wiederkehrende Durchfälle oder hartnäckige Verstopfung.

Diese Störungen sind mehr als nur unangenehm. Wer an chronischer Verstopfung oder gelegentlichen Durchfallattacken leidet, sollte das keineswegs auf die leichte Schulter zu nehmen. Passiert der Speisebrei den Darm zu schnell, werden viele Darmbewohner mitgerissen. Den wenigen nützlichen Bakterienstämmen bleibt überdies nicht genügend Zeit, die unverdaulichen Nahrungsreste gründlich aufzuschlüsseln. Lässt die Darmentleerung hingegen zu lange auf sich warten, beginnen die Nahrungsschlacken im Darm zu faulen und zu gären. In beiden Fällen gehen wertvolle Nährstoffe verloren, anstatt dahin zu gelangen, wo der Körper sie dringend braucht. Außerdem entstehen bei der Gärung zuviel Gase (Wasserstoff, Kohlensäure, Methan) und Zersetzungsgifte, die den Organismus erheblich belasten.

Chronische Verstopfung und gelegentlicher Durchfall sind keine Bagatellerkrankungen, sondern meist Anzeichen einer ersthaften Darmstörung.

Das Gehirn und das Nervensystem reagieren besonders empfindlich auf Giftstoffe im Blut. Manche seelische Tieflage ist eine Folge von hartnäckigen Darmbeschwerden.

Eine Reihe von langwierigen Leiden wie Rheuma, Hautausschläge und sogar die Entstehung krebsauslösender Substanzen im Körper werden einer Fehlbesiedelung des Darmes angelastet. Doch soweit muss es gar nicht erst kommen. Schließlich kann man beispielsweise mit Kombucha einiges für das Gedeihen einer gesunden Darmflora tun. In diesem Getränk stecken so viele wertvolle Biostoffe, die der Verdauung und somit dem gesamten Organismus nützen. Sobald der Darm in Ordnung kommt, ist auch die körpereigene Abwehr auf dem Posten: Der Stoffwechsel funktioniert wieder.

Mit Kombucha können Sie auf natürliche Weise Ihre Darmflora sanieren.

Kombucha unterstützt den Stoffwechsel

Unter dem Begriff Stoffwechsel versteht man im weitesten Sinne die komplexen biochemischen Abläufe im Körper, bei denen körpereigene Stoffe und Nährstoffe in kleinste verwertbare Teilchen zerlegt werden. Gesteuert wird dieser Prozess von lebenswichtigen Substanzen, die der Körper entweder selbst herstellt oder von außen mit der Nahrung (Kombucha!) bezieht, beispielsweise von Hormonen, Enzymen, Vitaminen, Mineralstoffen und Spurenelementen. An

Was ist Kombucha überhaupt?

Kombucha hilft, Schadstoffe und Stoffwechselschlacken aus dem Körper zu entfernen.

dem Umwandlungsprozess sind viele innere Organe beteiligt, etwa Leber, Galle, Nieren, Blase und vor allem Magen und Darm.

Mit Kombucha können wir den Stoffwechsel unterstützen, damit die bei der chemischen Umsetzung ständig anfallenden Stoffwechselabfälle rasch und gründlich abtransportiert werden. Dazu zählen auch die allgegenwärtigen Schadstoffe und Umweltchemikalien, die wir mit der Nahrung, der Atemluft oder über die Haut aufnehmen.

Überforderter Entgiftungsapparat

Die gründliche Entsorgung der überflüssigen Stoffwechselprodukte ist enorm wichtig. Denn durch unsere moderne Lebensweise ist der körpereigene Entgiftungsapparat häufig überfordert. Es fallen einfach zu viele Stoffwechselabfälle und Fremdstoffe an, die verarbeitet und abtransportiert werden müssen. Auch wenn es mit der natürlichen Selbstregulation hapert, weil der Darm nicht die richtigen Brennstoffe liefert und der innere Motor nur auf Sparflamme läuft, macht das dem gesamten Organismus zu schaffen. Die überflüssigen und schädlichen Abfallprodukte sammeln sich im Körper an. Sie behindern den Sauerstoff- und Nährstoffaustausch zwischen den Billionen von Körperzellen. Ohne eine ausreichende Versorgung mit lebenswichtigen Substanzen, die für die Energiegewinnung nötig sind, wird über kurz oder lang die Leistungsfähigkeit enorm nachlassen.

Folgen der schlechten Schadstoffabfuhr

Kann der Körper die Abfallprodukte nicht mehr ausleiten, werden sie eingelagert – dies kann zu vielfältigen Beschwerden führen.

Da der Körper die Abfallprodukte nicht nur in den Ausleitungsorganen selbst einlagert, sondern auch in den Blutgefäßen, dem Binde- und Stützgewebe, den Muskeln, Gelenken und anderen Organen, kann das zu den unterschiedlichsten gesundheitlichen Beschwerden führen. Sichtbare Zeichen eines gebremsten Stoffwechsels sind beispielsweise unschöne Fettdepots an Bauch, Hüften und Po sowie Wassereinlagerungen (Ödeme) oder Pickel und Pusteln. Kopfschmerzen, depressive Verstimmungen, allergische Reaktionen, Infektanfälligkeit oder chronische Erkrankungen wie Muskel- und Gelenkrheumatismus sind im weitesten Sinne also Folgen einer schlechten »Schadstoffabfuhr«.

Kombucha gegen Muskelkater

Der prickelnde Durstlöscher hat schon manchen Freizeit- und Spitzensportler gut über die Runden gebracht. In vielen sportmedizinischen Tests hat sich gezeigt, dass nicht allein die Kopfarbeiter von Kombucha profitieren. Wer seine Muskeln häufig spielen lässt, kann mit dem gesunden Gärprodukt etwas für seine allgemeine Fitness tun, denn nach dem Genuss von Kombucha braucht er einen Muskelkater kaum zu fürchten.

Warum das so ist, konnte noch nicht eindeutig geklärt werden. Es spricht einiges dafür, dass der hohe Gehalt an Glukuronsäure und Milchsäure in Kombucha den Muskelkater auf diese Weise zurückhält: Jeder Muskel unseres Körpers kann aus Nahrung und Sauerstoff Energie gewinnen. Dabei entsteht als Abbauprodukt die Milchsäure. Reichert sich die Milchsäure in unseren Muskeln an, werden sie im wahrsten Sinne des Wortes sauer. Sie verkrampfen, leisten weniger. Bei regelmäßiger Einnahme von Glukuronsäure wird die Milchsäureproduktion wesentlich verzögert, wenn nicht sogar teilweise behindert.

Wie neuere Forschungen gezeigt haben, ist der typische Muskelschmerz nach körperlicher Anstrengung aber auch auf mikroskopisch kleine Verletzungen der Muskelzellen zurückzuführen. Die Schmerzen werden demnach von einer Entzündungsreaktion hervorgerufen. Bei einer Entzündung hat der Körper jedoch einen erhöhten Bedarf an Enzymen. Wer Kombucha trinkt, bekommt diese Stoffe gleich mitgeliefert. Auch das könnte also erklären, warum die Spitzensportler nach dem Konsum von Kombucha weitgehend vom Muskelkater verschont blieben.

Das beste Mittel gegen Muskelkater ist demnach nicht, trotz Muskelschmerzen weiterzutrainieren, sondern vor dem Sport mit Stretching den Körper langsam vorzubereiten und mit Kombucha einer Entzündung sowie einer Übersäuerung und Ansammlung von Stoffwechselabfällen in den Muskeln vorzubeugen.

Was ist Kombucha überhaupt?

So wirken die Inhaltsstoffe

Glukuronsäure	Entgiftung. Verbindet sich mit Giftstoffen und Fremdsubstanzen, die in dieser gebundenen Form über die Nieren mit dem Urin ausgeschieden werden.
Milchsäure	Regeneration der Darmflora durch rechtsdrehende Milchsäure. Fördert das Wachstum von nützlichen Bakterien im gesamten Verdauungstrakt und verbessert den Muskelstoffwechsel.
Sonstige Säuren Essigsäure, Glukonsäure, Kohlensäure Usninsäure, Weinsäure, Zitronensäure u.a.	Verschiedene Stoffwechselfunktionen. Fördern Resorption von Kombucha-Wirkstoffen im Darm und haben zum Teil auch antibakterielle Wirkung (Usninsäure).
Enzyme Invertase, Amylase, Katalase, Saccharase, Labenzym, Proteasen u.a.	Wichtig für das Stoffwechselgeschehen und die Verdauung. Ermöglichen als Biokatalysatoren chemische Reaktionen im Körper.
Vitamine	
B_1 – Thiamin	Energiegewinnung und Kohlenhydratstoffwechsel, Nervensystem, Herztätigkeit (Nervenreizbildung und -weiterleitung), Verdauung, Wundheilung.
B_2 – Riboflavin	Sauerstofftransport, Eiweiß- und Energiestoffwechsel, Wachstum, Haut und Haar.
B_3 – Niacin (Nikotinsäure)	Zellstoffwechsel, Energiegewinnung, Auf- und Abbau von Fetten, Eiweiß und Kohlenhydraten, Verdauung, Haut und Nervensystem.
B_6 – Pyridoxin	Verarbeitung von Eiweiß und ungesättigten Fettsäuren, Blutbildung, Hormonbildung, Immunabwehr, Nervensystem.
B_{12} – Cobalamin	Blutbildung, Gehirn- und Nervensystem, Energiestoffwechsel, Muskelarbeit, Eisenaufnahme, Fettverwertung.
Folsäure	Zellteilung und Zellneubildung, Reifung roter Blutkörperchen, Aufbau von Körpergewebe, Magensäureproduktion, Leberfunktion, Gehirn- und Nervensystem, Schwangerschaft.
C – Ascorbinsäure	Immunschutz, hemmt die Bildung krebserregender Nitrosamine, Zellatmung, Bildung von Bindegewebe, Knochen und Knorpel, Kalzium-Stoffwechsel, Eisenverwertung, Wundheilung u.a.

So wirken die Inhaltsstoffe

D – Calciferol	Bildung von Haut, Knochen und Knorpel, Kalziumstoffwechsel, Muskelarbeit, Hormonbildung, Entgiftung (Blei), Herzfunktion.
E – Tocopherol	Haut und Knochen, Blutgefäße, Muskelarbeit, Fortpflanzungsorgane, verhindert beim Fettstoffwechsel die Zerstörung ungesättigter Fettsäuren durch Oxidation.
K – Phyllochinon	Haut und Knochen, Blutgerinnung, Leberfunktion, Kohlenhydratspeicherung, Vitalisierung.

Mineralien

Eisen	Bildung der roten Blutkörperchen, Sauerstofftransport im Blut, Enyzmproduktion.
Kalium	Wasserhaushalt, Nierenfunktion, Übertragung von Nervenimpulsen, Zellfunktion und -versorgung, Herztätigkeit, Muskelarbeit, Sauerstoffversorgung des Gehirns.
Kalzium	Festigkeit von Knochen und Zähnen, Stabilisierung der Zellmembranen, Nervensystem, Muskelarbeit, Blutgerinnung, Enzymaktivierung.
Kobalt	Bildung von Vitamin B_{12} (für die Reifung der roten Blutkörperchen), vielfältige Stoffwechselfunktionen (noch nicht vollends geklärt).
Kupfer	Immunabwehr, Blutbildung, Eisenaufnahme, hat entkrampfende Wirkung, greift in Verbindung mit anderen Biostoffen in zahlreiche Stoffwechselprozesse ein.
Magnesium	Aktivierung von Enzymen des Energiestoffwechsels. Hormonproduktion, Kohlenhydrat- und Eiweißstoffwechsel. Knochenwachstum, Nervensystem, Muskelarbeit, Herzfunktion.
Mangan	Eiweiß-, Kohlenhydrat-, Fettstoffwechsel, Produktion von Schilddrüsenhormonen, Verwertung der Vitamine B_1 und A, Hell-Dunkel-Anpassung der Augen, Aktivierung von Enzymen.
Natrium	Reguliert den osmotischen Druck der Körperflüssigkeiten und damit die Gewebespannung; zusammen mit Kalium wichtig für die Muskelfunktion und den Blutdruck; überwacht den Säurewert (pH-Wert) des Blutes.
Zink	Zellstoffwechsel, Hirnstoffwechsel, Nervensystem, Enzymaktivierung, Immunabwehr, Blutbildung, Wachstum, Fortpflanzung, Wundheilung.
Hefen (ca. 10 Mio. Zellen pro ml Kombucha)	Stoffwechselaktiv; enthalten Lecithin und Vitamine des B-Komplexes, unterstützen das Immunsystem, beeinflussen den pH-Wert im Darmmilieu.
Polysaccharide (Mehrfachzucker)	Abwehr.
Koffein	Anregend (Großhirn, Atemzentrum, Nieren, Kreislauf).
Alkohol	Anregend, tonisiert die Darmfunktion u. a. (siehe Seite 28ff.).

Kombucha aus der eigenen Küche

Mit Kombucha können Sie sich auf zwei Arten anfreunden: Sie brauen sich das köstliche Getränk selbst oder kaufen es fix und fertig in Flaschen. Denn auch das ist möglich. Was es mit diesen »Lebensmitteln der besonderen Art« auf sich hat und worauf Sie beim Kauf unbedingt achten sollten, erfahren Sie auf Seite 64 ff. Hier wollen wir Ihnen aber erst einmal Schritt für Schritt zeigen, wie einfach es ist, den prickelnden Heiltrunk selbst herzustellen. Denn dazu brauchen Sie – außer dem »Wunder-Pilz« – nichts weiter als Tee, Wasser und Zucker.

Wo bekommt man den Pilz?

Wenn Sie zum allerersten Mal Kombucha ansetzen, ist die stabile »Startkultur« das A und O. Die bekommen Sie am einfachsten von Ihrem Apotheker. Er bezieht sie von einem der einschlägigen Anbieter. Sie könnten sich aber auch selbst an einen kommerziellen Kombucha-Züchter wenden (Adressen siehe Seite 109) Dort kosten die Pilze zwischen vierzig und hundertfünfzig Mark.

Das klingt vielleicht im ersten Moment etwas teuer. Doch wenn man bedenkt, dass dieses wabbelige Etwas nur der Anfang ist, aus dem sich jahrein, jahraus viele

Kombucha-Startkultur

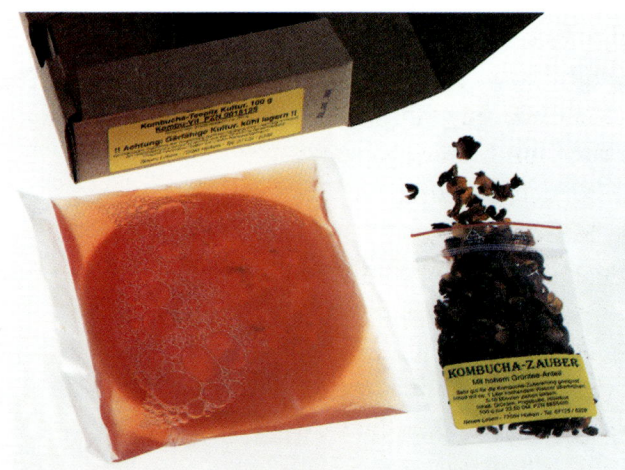

weitere Pilze kultivieren lassen, die praktisch keinen weiteren Pfennig kosten, dann relativiert das den tiefen Griff in den Geldbeutel.

Sie brauchen keine Bedenken zu haben, wenn der Kombucha-Pilz per Post zu Ihnen gelangt. Die Kulturen sind recht robust, so dass das pilzartige Gebilde samt Nährflüssigkeit – in kleinen Flaschen oder Kunststoff-Folie eingeschweißt – den Transport gut überstehen sollte. Immerhin haben sich die lebenstüchtigen Mikroorganismen seit unvorstellbar langer Zeit immer wieder behauptet.

Die robusten Kombucha-Kulturen überstehen den Posttransport meist ohne Schaden.

So finden Sie einen Kombucha-Spender

Es gibt aber noch einen anderen Weg, sich einen Kombucha-Pilz zu beschaffen: Lassen Sie sich von einem netten Mitmenschen ein Exemplar geben oder zumindest ein Stückchen von seinem Pilz abschneiden! Mit solch einem kleinen Teil und ein bisschen Geduld können Sie das leckere Getränk ebenfalls herstellen. Wer keinen Kombucha-Spender kennt, kann sich zum Beispiel auf der »Kombucha-Börse« im Internet umsehen, die der Teepilz-Experte Günther W. Frank aufgebaut hat. Dort sind nach Postleitzahl-Gebieten alle Adressen von Leuten erfasst, die eine Starter-Kultur gratis oder gegen eine geringe Aufwandsgebühr abgeben. Kommerzielle Anbieter werden nicht in die Liste aufgenommen. (Das schließt freilich nicht völlig aus, dass schwarze Schafe auf diesem Weg versuchen, Kombucha-Kulturen zu völlig überhöhten Preisen zu verkaufen.)

Kombucha-Börse im Internet: www.kombu.de/suche.htm

Auch in anderen Ländern gibt es eingefleischte Kombucha-Spezialisten, die es sich zur Aufgabe gemacht haben, ihre Mitmenschen mit Ratschlägen und Informationen rund um Kombucha zu versorgen. Mit den privaten Initiativen lässt sich wiederum über das Internet am schnellsten Kontakt aufnehmen.

Bei Kombuchapilzen, die man aus fremder Hand bekommt, geht man freilich ein gewisses Risiko ein, denn man weiß meist nicht, unter welchen hygienischen Bedingungen sich die Mikroorganismen entwickelt haben. Es ist zudem nicht sicher, ob die Symbiose überhaupt noch intakt ist und das richtige Verhältnis von Bakterien zu Hefen aufweist. Dennoch sollte die private Weitergabe als freund-

Kombucha aus der eigenen Küche

liche Geste gepflegt werden. Schließlich haben die Kombuchas seit Generationen unter oftmals widrigsten Umständen den Besitzer gewechselt – und trotzdem ein leckeres Getränk hervorgebracht.

Der richtige Tee

Finden Sie selbst heraus, welcher Tee Ihnen für den Kombucha-Ansatz am besten zusagt.

Sobald Sie im Besitz des weißgrauen »Wunderpilzes« sind, können Sie ihn in die Nährlösung legen. Die besteht, wie gesagt, aus Tee und Zucker. An der Frage, welcher Tee für den Kombucha-Ansatz am besten geeignet ist, scheiden sich die Geister. Grün oder schwarz müsse er sein, behaupten die Anhänger des altbewährten Grundrezepts. Mit speziellen Kräuterteesorten könne die Heilwirkung ganz gezielt gesteigert werden, meinen experimentierfreudige Kombucha-Anhänger.

Argumente für den grünen Tee

Der grüne Tee stammt von dem gleichen immergrünen Strauch (*Camellia sinensis*) wie der schwarze Tee, nur mit dem Unterschied, dass der grüne Tee nicht fermentiert wird. Nach der Ernte werden die Blätter unter Druck mit Wasserdampf behandelt. Dadurch bleiben weit mehr gesundheitlich bedeutsame Inhaltsstoffe erhalten als im schwarzen Tee. Ein Beispiel: Im schwarzen Tee findet man so gut wie kein Vitamin C, während die getrockneten Blätter des grünen Tees davon noch reichlich enthalten sollen.

Das Koffein heißt beim Tee zwar Teein, es handelt sich aber um denselben anregenden Wirkstoff – mit einem erstaunlichen Unterschied: Während das Koffein im Kaffee aufputschend wirkt, hat es im Tee

Teeernte

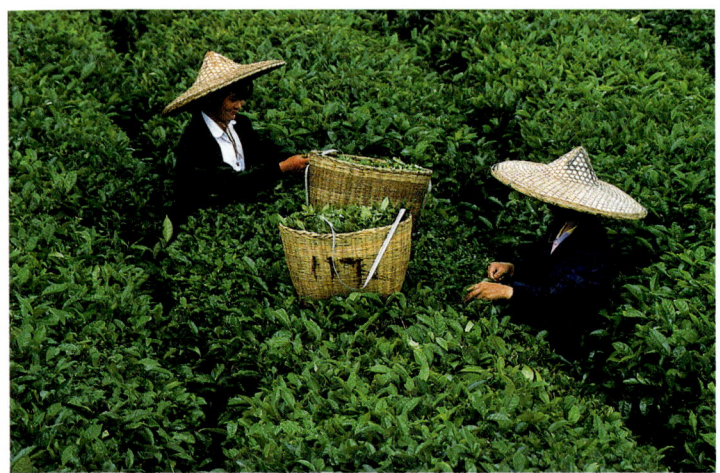

eine sanft anregende Wirkung. Das liegt unter anderem daran, dass Teein an die Gerbstoffe gebunden ist und daher nur langsam in den Blutkreislauf gelangt. Das Koffein im grünen Tee wirkt auf das zentrale Nervensystem, was sich wiederum günstig auf die Stimmung sowie auf Konzentration und Reaktionsfähigkeit auswirkt.

Inhaltsstoffe des grünen Tees

Vitamine A (Retinol), B_1 (Thiamin), B_2 (Riboflavin), C (Ascorbinsäure), E (Tocopherol), P (Rutin); Mineralstoffe und Spurenelemente wie Fluor, Eisen, Germanium, Kalium, Kalzium, Kupfer, Nickel, Magnesium, Mangan, Phosphorsäure, Tannin, Zink. Außerdem Alkaloide: Koffein, Theophyllin, Theobromin; verschiedene Gerbstoffe sowie ätherische Öle.

Ferner enthält der Grüntee eine spezielle Substanz, das »Epigallocatechin-3-Gallat«, kurz EGCG. Dieser Wirkstoff soll das Wachstum von Krebszellen hemmen und den Cholesterinspiegel senken. ECGC gehört in die Gruppe der Katechine, das sind natürliche Radikalenfänger, die in holzigen Pflanzen wie in den Teesträuchern vorkommen. Das EGCG steckt aber nur im grünen Tee, im schwarzen Tee ist diese Substanz zerstört.

Der grüne Tee hat darüber hinaus noch andere positive Eigenschaften. Er regt den Kreislauf an, fördert die Durchblutung der Gliedmaßen, gleicht den Blutdruck aus, entlastet die Leber und verhindert, dass sich Ablagerungen an den Gefäßwänden festsetzen. Außerdem verbessert grüner Tee unter anderem die Sehkraft und die Hirnfunktionen, er wirkt antidepressiv und regt die Magen-Darm-Tätigkeit an.

Angesichts der vielen gesundheitsfördernden Effekte ist verständlich, dass Kombucha traditionell eher mit grünem als mit schwarzem Tee angesetzt wird.

Grüner Tee regt den Kreislauf an, entlastet die Leber und beugt Arteriosklerose und der Entstehung von Krebszellen vor.

Kombucha aus der eigenen Küche

Grüner Tee für Kombucha

Kombucha-Kenner bevorzugen folgende Grüntee-Sorten: Gunpowder, Chen Mee, Hyson sowie den magenfreundlichen Kukicha oder Japan Bancha Tee. Der aromatische Oolongtee ist halbfermentiert.

Grüntee wird für den Kombucha-Ansatz mit heißem Wasser übergossen und nach zwei bis drei Minuten abgeseiht. Man kann auch den ersten Aufguss, der viele Gerbstoffe enthält und daher recht bitter schmeckt, wegschütten und die aufgeweichten Teeblätter ein zweites Mal mit heißem Wasser übergießen. Da sich die Inhaltsstoffe des Grüntees während des Gärprozesses verändern, kann genaugenommen nur der Geschmack des fertig vergorenen Getränks zeigen, welche Art der Zubereitung Ihren geschmacklichen Vorlieben am ehesten entspricht. Es ist jedenfalls nichts darüber bekannt, inwieweit der erste oder zweite Grüntee-Aufguss die Kombucha-Qualität beeinflusst.

Ist Ihnen der erste Aufguß zu bitter, können Sie die Teeblätter auch ein zweites Mal übergießen.

Argumente für den schwarzen Tee

Schwarzer Tee hat eine anregende und stimulierende Wirkung. Das hat etwas mit dem Fermentieren (Gären) nach der Ernte zu tun. Zuerst wird den frischgepflückten Teeblättern mit einem speziellen Verfahren das Wasser entzogen. Dann werden die gewelkten Blätter gerollt und schließlich fermentiert. Bei diesem Oxidationsprozess werden reichlich Koffein und ätherische Öle freigesetzt, während die Vitamine und andere Substanzen die Prozedur meist nicht überstehen.

Im Gegensatz zum grünen Tee ist schwarzer Tee fermentiert.

Die belebende Wirkung des Tee-Koffeins ist daher beim schwarzen Tee anders als beim grünen Tee. Beim Fermentieren der Blätter lösen sich viele Gerbstoffe, so dass nur noch wenig Koffein daran gebunden ist. Lässt man den Tee bei der Zubereitung nur kurz ziehen – zwei bis drei Minuten –, so setzt er sehr viel Koffein frei und hat eine ähnlich anregende Wirkung wie Kaffee. Die ist jedoch viel nachhaltiger. Bleiben die Teeblätter länger im heißen Wasser, lösen sich auch die übrigen Stoffe, etwa die Tannine und beruhigend wirkende Gerbsäuren.

Dem schwarzen Tee werden ebenfalls viele gute Eigenschaften zugeschrieben, unter anderem soll er die Konzentration und das Erinnerungsvermögen verbessern. Sein Gehalt an Fluoriden dient

Schwarzer Tee für Kombucha

Grundsätzlich gilt, dass Tee aus dem Hochland qualitativ der beste ist. Schwarzer Tee kommt hauptsächlich aus Asien oder Afrika, aus Indien oder Ceylon, dem heutigen Sri Lanka. Hier ein paar Besonderheiten der häufig verwendeten Sorten:

- **Assam-Tee**
Herkunftsland: Nordindien (größtes Teeanbaugebiet der Welt). Farbe: sehr dunkel. Aroma: besonders kräftig und würzig.

- **Ceylon-Tee**
Herkunft: Sri Lanka, möglichst aus dem Hochland. Farbe: golden, mit rötlichem Schimmer. Aroma: herb-aromatisch.

- **Darjeeling-Tee**
Herkunft: Hochland verschiedener Regionen. Farbe: erste Ernte sehr hell, zweite Ernte dunkler. Aroma: zart bis würzig und kräftig.

- **Nilgiri-Tee**
Herkunft: südindische Nilgiri-Berge. Farbe: rotgolden. Aroma: herb-aromatisch.

Außerdem eignen sich für Kombucha verschiedene Schwarz-Tee-Mischungen, etwa die »Englische Mischung«, die aus Teesorten aus Sri Lanka und Indien besteht – und die mit hartem Wasser ebenso wenig Probleme hat wie die Teesorten in der »Ostfriesenmischung«. Die »Russische Mischung« besteht aus chinesischen Tees, nicht zu verwechseln mit dem »Russischen Tee«, der tatsächlich in Russland angebaut wird.

Schwarzer Tee aus dem Hochland gilt qualitativ als der beste.

Kombucha aus der eigenen Küche

Manche Kombucha-Freunde schwören auf Pu-Erh-Tee als Grundlage für Kombucha (5 Teelöffel auf 3 l Wasser). Diese chinesische Spezialität, die jahrelang in Höhlen gelagert wird, ist nicht ganz billig, gilt aber als sehr gesundheitsfördernd.

zur Kariesprophylaxe. Cyanidol, eine weitere wichtige Substanz im Schwarztee, hilft der Leber beim Abbau von Umweltgiften. Alles in allem soll Schwarztee, sofern er regelmäßig getrunken wird, vor Arterienverkalkung (Arteriosklerose), Herzinfarkt und Krebsentstehung bewahren. Wichtige Inhaltsstoffe des Schwarztees sind Koffein, Theophyllin, Gerbstoffe und ätherische Öle.

Obwohl der schwarze Tee durchaus eine arzneiliche Wirkung hat, wird er offiziell nicht als Heilmittel, sondern als Genussmittel eingestuft – und deshalb auch nicht in Apotheken verkauft.

Vorsicht: Koffein!

Die Teeauswahl ist aber nicht allein Geschmackssache. Da angenommen wird, dass Kombucha die Eigenschaften des Tees noch verstärkt, sollte bei hohem Koffeingehalt der Teesorte auch daran gedacht werden. Wer auf Schwarztee mit starkem Herzklopfen und nervöser Unruhe reagiert, könnte beim Genuss von Kombucha ähnliches erleben. Werdende und stillende Mütter sollten ebenfalls keine Kombucha auf der Basis von Schwarztee trinken.

Kombucha aus Kräutertee

Die Mikroorganismen in der Kombucha-Kultur mögen offenbar schwarzen Tee am liebsten. Sie wachsen und gedeihen jedenfalls auf dieser Teelösung erfahrungsgemäß am unproblematischsten. Der Pilz kommt aber auch mit Kräutertee zurecht. Nur beim ersten Anlauf, wenn man als frischgebackener Kombucha-Fan noch keine Erfahrung gesammelt hat, sollte man sicherheitshalber die Nährlösung mit schwarzem Tee ansetzen. Ist diese Gärung einwandfrei gelungen, ist die Wahrscheinlichkeit groß, dass der Ansatz auch mit Kräutertee funktioniert.

Verwenden Sie Kräutertee erst dann, wenn Sie schon Erfahrungen mit schwarzem Tee gesammelt haben.

Wichtig ist es, Pflanzen mit relativ geringem Anteil an ätherischen Ölen auszuwählen, denn die könnten den Gärungsprozess behindern. Vorsicht also bei folgenden Kräutern, die besonders reich an ätherischen Ölen sind: Fenchel, Johanniskraut, Kamille, Liebstöckel, Melisse, Pfefferminze, Rosmarin, Salbei und Thymian.

Es gibt aber auch Berichte, wonach Kombucha mit Kamillen- und Pfefferminztee problemlos gelungen ist. Am besten, Sie kombinieren anfangs nur eine dieser Sorten mit schwarzem oder grünen Tee, damit die Mikroorganismen bei der Verstoffwechselung der Pflanzenauszüge leichtes Spiel haben.

Einige Kräutertees enthalten derart viel Bitterstoffe, dass der Pilz nur mühsam heranwächst. Zu diesen Sorten gehören Enzianwurzel, Kalmus, Mariendistelsamen, Meisterwurz, Tausendgüldenkraut und Wermut.

Vorsicht vor Kräutertees mit vielen Bitterstoffen!

Denken Sie auch an die oft intensive Heilwirkung von Kräutertees, die sich durch die Gärung noch verstärken kann. Wechseln Sie deshalb häufiger die Heilkräuter für die Nährlösung. Damit vermeiden Sie, dass der Organismus sich an die sanften Heilreize gewöhnt und nicht mehr darauf reagiert.

Es ist fraglich, ob sich auch dann der gewünschten Erfolg einstellt, wenn man gleich mehrere Sorten für ein und dieselbe Nährlösung verwendet. Bei einer Kräutertee-Mischung sollten sich die Inhaltsstoffe in ihrer Wirkung ergänzen und verstärken. In jeder Pflanze steckt aber eine Vielzahl von Substanzen, die gemeinsam oder nebeneinander wirken. Manche Tees haben eine gezielte Wirkung, weil eine Substanz in der Kräuterpflanze den Ton angibt.

Doch es ist nicht immer bekannt, welcher der Inhaltsstoffe tatsächlich für die Hauptwirkung verantwortlich ist. Paradebeispiel ist das Johanniskraut. Bis vor wenigen Jahren noch galt das in der gelb-blühenden Pflanze isolierte Hypericin als die stimmungsaufhellende Substanz schlechthin – bis Wissenschaftler kürzlich einem anderen Hauptwirkstoff, dem Hyperforin, diese und andere Effekte zuschrieben. Bei allen Kräutertees kommt zum Tragen, dass Pflanzen Vielstoffgemische sind, die in ihrer harmonischen Kombination auf den Organismus einwirken.

Wenn Sie eine Kräuterteemischung verwenden, sollten Sie darauf achten, daß sich die Inhaltsstoffe in ihrer Wirkung ergänzen.

Zurück zur Kombucha: Um die charakteristischen Eigenschaften der Kräutertees zu entfalten, müsste obendrein von den jeweils wichtigsten Inhaltsstoffen eine erhebliche Menge in den Teeansatz gelangen, denn Heilkräuter haben nur in ganz bestimmter Konzentration wirklich heilende Kraft. Bei drei oder mehr Teesorten ist von einzelnen Substanzen womöglich nur eine so verschwindend geringe Menge vorhanden, dass dies nicht ausreicht, um dem Organismus den entsprechenden Impuls zu geben. Es geht hier wohlgemerkt um die bunte Mischung von verschiedenen Heilkräuter-Tees. Wird eine einzelne Kräuterteesorte als Basis für den Nährlösung genommen oder mit schwarzem oder grünem Tee gemischt, sieht das schon ganz anders aus. Dem Getränk werden damit bestimmte heilsame Komponenten hinzugefügt.

Falls Sie Kombucha vor allem als Erfrischungsgetränk ansetzen, können Sie auch Früchtetee verwenden.

Wer Kombucha lediglich als reines Erfrischungsgetränk genießen will, kann das prickelnden Gebräu mit ein wenig Erfahrung durch die Zugabe von Kräuter- und Früchtetees – etwa aus Malvenblüten, Brombeerblättern oder Hagebutten – farblich und geschmacklich hervorragend abrunden.

Vorsicht Schadstoffe!

Für welche Teesorte Sie sich auch entscheiden: Achten Sie beim Kauf von Tee darauf, dass er möglichst nur aus biologisch kontrolliertem Anbau stammt. Das ist aus mehreren Gründen wichtig: Wildwachsende Kräuter sind heutzutage nicht unbedingt die beste Wahl. Zum einen sollten sie nicht wahllos geerntet werden, damit sie in freier Natur nicht aussterben. Zum anderen sind die Blätter, Stiele und Wurzeln häufig stark mit Schadstoffen belastet. Obendrein enthalten die frei wachsenden Wildkräuter oft nachweislich weniger wirkungsvolle Inhaltsstoffe als die gezielt angebauten Pflanzen. Hinzu kommt bei allen Tees das Problem, dass sie mit Pestiziden behandelt und bestrahlt sein könnten.

Nehmen Sie nur Teesorten, die aus biologisch kontrolliertem Anbau stammen.

Zucker oder Honig?

Manche Kombucha-Fans können sich nicht mit dem Gedanken anfreunden, dass schnöder weißer Haushaltszucker für solch ein köstliches Naturgetränk den Grundstock liefern soll. Sie verwenden stattdessen den ursprünglichen Rohzucker aus Zuckerrohr. Andere ersetzen den Zucker durch Manna, eine süße pflanzliche Masse.

Zucker oder Honig?

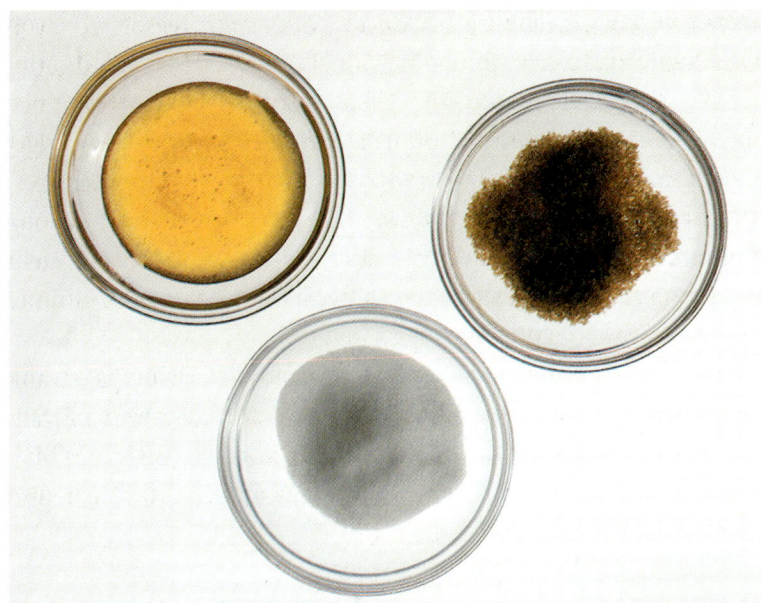

Honig, Rohrzucker, Weißzucker

Auch Honig wird anstelle des Industriezuckers gerne genommen. Da dem Honig selbst außergewöhnliche Heilwirkungen nachgesagt werden, liegt es nahe, diese vielfältigen Vorzüge für das Kombucha-Getränk zu nutzen. Doch einigeHeilkundler raten davon ab, und das nicht nur, weil oft Rückstände von Pflanzenschutzmitteln oder Antibiotika gegen Bienenkrankheiten im Honig nachweisbar sind. Die natürlich vorhandenen bakterienhemmenden Stoffe im Honig könnten die Mikroorganismen in der Kombucha-Kultur in der Entwicklung behindern und so über kurz oder lang den Pilz absterben lassen.

Falls Sie Kombucha häufiger mit Honig zubereiten, setzen Sie zwischendurch immer wieder eine Nährlösung mit Zucker an. Das ist der Gesundheit nicht abträglich, denn von dem Zucker bleibt in dem fertigen Gärgetränk fast nichts mehr übrig, da die Mikroorganismen ihn für ihren eigenen Stoffwechsel brauchen. Nachdem die Enzyme der Bakterien und Hefen den Zucker zunächst in Traubenzucker und dann in andere Stoffwechselprodukte umgewandelt und verbraucht haben, finden sich je nach Gärdauer bestenfalls noch

Wenn Sie Honig bevorzugen, sollten Sie zwischendurch immer mal wieder eine Nährlösung mit Zucker ansetzen.

Mit einem Liter Kombucha nehmen Sie höchstens zwischen 60 und 150 kcal zu sich.

Spuren in dem Getränk. Die Kalorienmenge liegt zwischen 60 und 150 Kalorien pro Liter. Bei Apfelsaft sind es immerhin 450 Kalorien.

Der von den Bakterien aus Zucker erzeugte Traubenzucker hat als Ausgangsbasis, wie man inzwischen nachweisen konnte, den anderen Süßmitteln etwas voraus. Durch ihn entsteht nämlich weit mehr von der wichtigen Glukonsäure als bei Verwendung von Fruchtzucker, bei der in erster Linie von der weniger wertvollen Essigsäure gebildet wird. Man nimmt an, dass beim Honig, der ja bereits aus Frucht- und Traubenzucker besteht, der Gehalt an Glukonsäure nicht an den vom Traubenzucker heranreicht. Der Streit um die süßen Zutaten ist aber nicht entschieden. Am besten, Sie probieren selbst aus, in welcher Zusammensetzung Ihnen das prickelnde Resultat gut gelingt und am ehesten zusagt.

Praxiserprobt ist auch der Kompromiss, bei dem Honig, brauner und weißer Zucker zu gleichen Teilen in die Nährlösung gegeben werden oder Zucker von vornehrein zur Hälfte durch Traubenzucker ersetzt wird.

Diabetikern wird empfohlen, die Zuckermenge für den Ansatz zu reduzieren und die Gärdauer zu erhöhen.

Diabetiker müssen wegen der Zuckerbeteiligung nicht auf Kombucha verzichten. Sofern sie sich konsequent an ihre persönlichen Ernährungsrichtlinien halten, spricht gerade beim Altersdiabetes (Typ II) nichts gegen den maßvollen Genuss des Getränkes. Um auf Nummer sicher zu gehen, kann die Zuckermenge für die Nährlösung von 70 bis 100 Gramm pro Liter auf etwa 40 Gramm reduziert und die Gärdauer auf zwölf bis vierzehn Tage verlängert werden. Außerdem sind Kombucha-Tropfen, die aus dem ausgepressten Pilz hergestellt werden, eine bewährte Alternative.

Wasser aus der Leitung oder aus der Flasche?

Mit dem Wasser verhält es sich ähnlich wie mit dem Honig. Manche Menschen misstrauen dem Wasser aus der Leitung und verwenden ausschließlich stilles Mineralwasser oder abgekochtes Wasser. Wirklich sinnvoll ist das vor allem überall dort, wo stark gechlortes oder sehr hartes, kalkhaltiges Wasser aus den Leitungen fließt. In solchen Fällen sollten Sie die Teelösung besser mit doppelt abgekochtem

Wasser aus der Leitung oder aus der Flasche?

oder mit Wasser aus natürlichen Quellen ansetzen. Es ist nicht überliefert, ob unsere Altvorderen ein besonderes Wasser für die Zubereitung ihres Tees verwendet haben und ob es reiner, klarer oder gar verschmutzter als unser regelmäßig kontrolliertes Leitungswasser war. Die Kombucha-Kulturen setzen sich offenbar mit dem einen wie mit dem anderen auseinander und geben ihr Bestes.

Tipp: Kochen Sie stark gechlortes oder kalkhaltiges Leitungswasser lieber ab.

Zutaten und Gerätschaften

Die »Grundausstattung« an Geschirr und Geräten für den Kombucha-Ansatz findet sich in jeder Küche. Legen Sie folgende Utensilien bereit:

- Glas- oder Porzellangefäß mit großer Öffnung und Oberfläche (z. B. Salatschüssel, Rumtopf)
- sauberes, luftdurchlässiges Tuch
- Gummiring oder -band
- feines Sieb (Teesieb aus Kunststoff)
- Holz- oder Plastiklöffel
- Glaskanne oder -flasche

Außerdem benötigen Sie für die erste Nährlösung folgende Zutaten:

- Kombucha-Pilz
- Wasser
- Zucker (100 g pro Liter Wasser) oder Honig (125 g pro Liter Wasser)
- grüner oder schwarzer Tee (1 Teelöffel Teeblätter oder 1 Teebeutel pro Liter Wasser)
- $1/2$ l fertig vergorene Kombucha

Das Fassungsvermögen und die Zahl der notwendigen Behälter richten sich danach, welche Mengen Sie herstellen wollen.

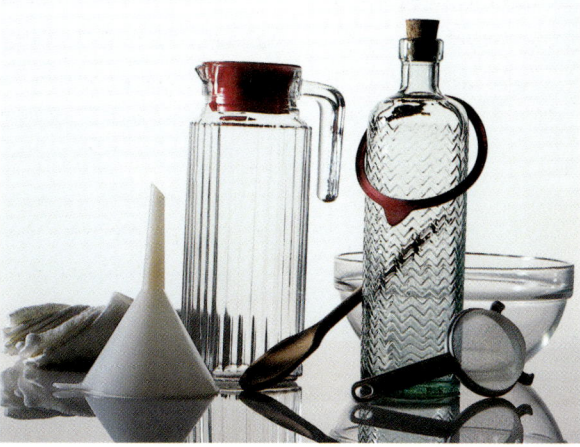

Gerätschaften für den Kombucha-Ansatz

Kombucha aus der eigenen Küche

So setzen Sie Kombucha selbst an

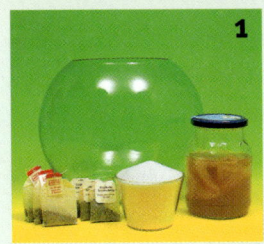
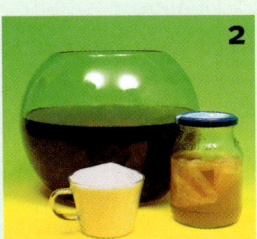
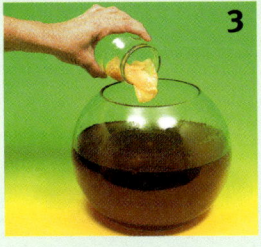

Um den Tee auf Zimmertemperatur abzukühlen, mischen manche Kombucha-Fans starken Tee mit kaltem Wasser. Diese Methode ist jedoch umstritten, weil dadurch schädliche Mikroorganismen in die Kombucha gelangen können.

1. Schwarzen oder grünen Tee mit siedend heißem Wasser überbrühen.
2. Zucker oder Honig einrühren.
3. Nach fünfzehn Minuten den gezuckerten Tee durch ein Sieb in den Gärbehälter gießen bzw. den Teebeutel herausnehmen.
4. Das Tee-Zucker-Gemisch etwas abkühlen lassen.
5. Mit einer Tasse fertig vergorener Kombucha auffüllen (wird mit dem Pilz geliefert).
6. Den flachen Kombucha-Pilz behutsam auf die lauwarme Flüssigkeit legen, die helle Schicht nach oben, die rauhe Schicht nach unten.
7. Über die Gefäßöffnung ein luftdurchlässiges Tuch spannen, mit einem Gummiring oder -band fixieren.
8. Den Behälter an einen warmen, geschützten Ort stellen.
9. Nach gut einer Woche den Pilz mit einem Holz- oder Plastiklöffel herausnehmen.
10. Das Getränk durch ein Sieb in eine Glaskanne oder -flasche füllen und in den Kühlschrank stellen.

Der erste Ansatz

Folgende Punkte sollten Sie beim Ansetzen Ihrer Kombucha unbedingt beachten:

- Überbrühen Sie für einen reinen Kräutertee-Ansatz eine größere Menge an Teeblättern (zwei bis vier Teelöffel auf einen Liter Wasser).
- Falls Sie anstelle von Zucker kaltgeschleuderten Honig verwenden, geben Sie ihn in den lauwarm abgekühlten Teeansatz, damit die hitzeempfindlichen Inhaltsstoffe nicht zerstört werden.
- Denken Sie bei jeder Produktion daran, eine kleine Restmenge des vergorenen Kombucha-Tees zur Ansäuerung für den neuen Ansatz aufzuheben.
- Falls Sie während des Gärprozesses noch etwas Flüssigkeit nachgießen möchten, füllen Sie die Lösung nur mit abgekochtem zimmerwarmem Wasser auf.
- Falls Sie keine ausgewachsene Pilzscheibe, sondern nur einen Stück davon oder einen dünnen Baby-Kombucha für den Start haben, beginnen Sie zunächst mit einer kleinen Menge Nährflüssigkeit. Der Pilz braucht etwa zwei bis drei Wochen, um auf die volle Größe anzuwachsen. Dann ist er stark genug, um eine große Portion Nährlösung zu verdauen.

Was Sie beim Ansetzen der Kombucha unbedingt beachten müssen!

Sauber, sauber

Manche Kombucha-Fans haben Bedenken, das Gebräu selbst anzusetzen, weil sie fürchten, dass bei der häuslichen Produktion schädliche Keime in die Flüssigkeit geraten könnten. Da Keime überall in der Luft umherschwirren, ist diese Sorge nicht ganz unbegründet. Solange aber die einfachsten Hygienevorkehrungen getroffen werden, ist mit einer bedenklichen Verunreinigung (Kontamination) durch krankmachende Erreger nicht zu rechnen. Dafür sorgen schon die äußerst vitalen Mikroorganismen selbst, die den Eindringlingen frühzeitig das Handwerk legen. Sämtliche Arbeitsgeräte, Gärbehälter und natürlich auch die Hände müssen selbstverständlich blitzsauber sein, wenn sie mit der Nährlösung und dem Pilz in Kontakt kommen.

Halten Sie sich an die Hygienevorschriften, dann ist eine Verunreinigung nicht zu befürchten.

In jeder Hinsicht ideal: Glasgefäße

Töpfe, in denen Sie den Tee für Ihre Kombucha zubereiten, sollten aus Emaille oder Edelstahl (Chromargan), keinesfalls aber aus Kupfer, Aluminium oder anderen Metallen bestehen. Wenn Sie das Wasser im elektrischen Wasserzubereiter zum Kochen bringen, ist es am zweckmäßigsten, den Tee in einem hitzefesten Glasgefäß zu überbrühen und ziehen zu lassen.

Das eigentliche Gärgefäß sollte möglichst aus Glas oder Porzellan bestehen. Die Säure in der Flüssigkeit könnte aus glasierten Keramikbehältern, sogar aus Plastikschüsseln oder Bleikristallgefäßen winzigste Spuren giftiger Substanzen freisetzen. Diese Gefahr besteht bei Glas- oder Porzellangefäßen nicht.

Tipp: Befestigen Sie unter dem Stoff zwei Klebestreifen über Kreuz am Schüsselrand. So kann der Stoff nicht in die Nährlösung sacken.

Der stramm über das Gefäß gespannte Stoff soll die Gärflüssigkeit vor Staub und Insekten schützen. Das Gewebe sollte luftdurchlässig, aber nicht zu großporig sein, damit beispielsweise die winzig kleinen Essigfliegen nicht hindurchschlüpfen können.

Gesucht: ein ruhiges Plätzchen!

Kombucha ist gern an der frischen Luft, allerdings nicht in zugiger Umgebung, sondern an einem warmen, geschützten Plätzchen. Den Sauerstoff brauchen die Mikroorganismen zum Wachsen und Gedeihen. Das Gärgefäß sollte aber keinesfalls direkter Sonnenbestrahlung ausgesetzt sein. Der Pilz gedeiht auch ohne Tageslicht.

Mit Zigaretten-, Zigarren- oder Pfeifenrauch stehen die Kombucha-Kulturen auf Kriegsfuß. Die sonst so widerstandsfähigen Mikroorganismen gehen in der verräucherten Umgebung zugrunde. Auch schlecht gelüftete, muffige Räume sind ihnen ein Graus. Ebenso sind Elektrogeräte, Mikrowellenherde oder vibrierende Kühlschränke keine gute Nachbarschaft für den Pilz.

Vorsicht: In verräucherten Räumen und unter direkter Sonneneinstrahlung geht die Kombucha-Kultur zugrunde.

Am besten gedeiht die Kombucha-Kultur in aller Ruhe bei einer Umgebungstemperatur von annähernd 23 Grad. Sinkt die Temperatur unter 14 Grad, streiken die Bakterien; nur die Hefen versuchen weiterzuarbeiten. Klettert das Quecksilber dagegen auf hochsommerliche 30 Grad, schleimt der Pilz unappetitlich vor sich hin.

Der erste Ansatz

Die Gärdauer: je länger, desto saurer

Es gibt keine starren Vorgaben, wie lange Kombucha gären muss. Die Gärdauer richtet sich danach, wie sauer das Endprodukt sein soll. Ist die Umgebungstemperatur relativ hoch, kann das Getränk binnen einer Woche fertig sein.

Je länger der Gärprozess dauert, desto saurer wird das Getränk, desto mehr Stoffwechselprodukte werden gebildet. Sie können den Säuregehalt ohne großen Aufwand mit einem Indikatorpapier (Apotheke) überprüfen. Er sollte sich zwischen 2,5 und 4 einpendeln. Je weiter er sich vom neutralen pH-Wert, der bei 7 liegt, nach unten verschiebt, umso saurer ist das Getränk.

Gibt man nur wenig Zucker in die Nährlösung, beeinflusst das ebenfalls den Säuregehalt. Aber nicht nur das. Es finden sich dann auch weniger wertvolle Stoffwechselprodukte in der trinkfertigen Kombucha. Denn wie schon erwähnt, dient der Zucker nicht dazu, dem Getränk einen süßen Geschmack zu geben. Er soll vielmehr dem Kombucha-Pilz das Leben versüßen. Die Mikroorganismen beziehen aus dem Zucker die Energie für ihre eigenen Stoffwechselprozesse. Die Kohlenhydrate des Zuckers sind für den Pilz lebenswichtig. Bekommt er nicht genügend davon, hungert er und kann nicht richtig arbeiten. Weniger als 70 bis 100 Gramm Zucker je Liter Tee sollten es daher nicht sein, wenn die Menge nicht aus diätetischen Gründen (Diabetes; siehe Seite 48 und 76f.) reduziert werden muss. Bei ausreichend langer Gärdauer bleibt vom Zucker im Endprodukt so gut wie nichts mehr übrig, denn die Mikroorganismen haben ihn dann fast völlig verdaut. Nur bei kurzer Gärdauer ist noch ein wenig Restzucker in dem Getränk, und die wertvollen Stoffwechselprodukte haben sich noch nicht vollständig gebildet.

> Überprüfen Sie den Säuregehalt Ihres Ansatzes mit einem Indikatorpapier.

Der Zucker dient nicht dazu, das Getränk zu süßen, sondern liefert den Hefen Energie. Bei längerer Gärdauer wird er vollständig umgesetzt.

Machen Sie den Geschmackstest

Es schadet der Kultur nicht, wenn Sie täglich von der Nährlösung eine kleine Geschmacksprobe nehmen. Mit einem Strohhalm geht das ganz gut. Auch vorsichtiges Abschöpfen mit einem Löffel – am besten aus Kunststoff – ist möglich.

Kombucha aus der eigenen Küche

Schmeckt Ihre Kombucha einmal zu sauer, können Sie sie mit Wasser verdünnen.

Sollte das Gebräu trotz richtiger Zubereitung viel zu sauer schmecken, was bei hochsommerlichen Temperaturen vorkommen kann – ist es mit Wasser verdünnt ein erfrischendes Getränk. Pur lässt sich die saure Kombucha gut äußerlich anwenden. Sie können die Pilz-Kultur aber auch noch einige Tage oder Wochen in der Nährlösung lassen, damit die Flüssigkeit noch saurer wird. Dann eignet sie sich nämlich hervorragend als Essig. Geschmacklich erinnert dieser Essig an den Obstessig und kann für alle Gerichte verwendet werden, die auch mit Obstessig zubereitet werden (siehe Seite 107).

Trinkfertig – aber weiter gärfreudig

Das fertige Kombucha-Gebräu hält sich im Kühlschrank am längsten. Durch die Kälte ist die Nachgärung so weit reduziert, dass es drei bis vier Wochen lang haltbar ist. Außerdem sorgen die in der Flüssigkeit enthaltenen organischen Säuren wie Milch- und Essigsäure für eine natürliche Konservierung. Eine Glaskanne oder ein handelsüblicher Kühlschrank-Krug mit Deckel sowie Flaschen mit Kork- oder Schraubverschluss sind praktische Behälter.

> **Tipp:**
> Im Kühlschrank hält sich Ihre Kombucha 3 bis 4 Wochen.

Wenn Sie das Getränk außerhalb des Kühlschranks lagern, sollten Sie es innerhalb von drei bis vier Tagen verbrauchen, denn bei Zimmertemperatur gärt Kombucha munter weiter. Dabei bildet sich reichlich Kohlensäure, die dem »Champagne of life« zwar die prickelnde Note gibt – bei zu langer Lagerung in einer verschlossenen Flasche jedoch durchaus das Glas zum Bersten bringen kann.

So gelingen auch große Mengen

Im Fachhandel gibt es Gärgefäße für 10 Liter und mehr.

Es gibt im Fachhandel spezielle Gärgefäße, in denen Kombucha-Profis zehn Liter und mehr ansetzen. Diese Gefäße haben unten einen kleinen Zapfhahn. Während die Kombucha vor sich hin gärt, können Sie nach Belieben Tee abzapfen und die entsprechende Menge Nährlösung von Zeit zu Zeit wieder auffüllen. Der Pilz bleibt bei dieser permanenten Gärung recht lange in dem Gefäß und wird nur selten gereinigt.

Ein neuer Kombucha-Ansatz

1. Den Kombucha-Pilz in ein Sieb legen und behutsam mit lauwarmem Wasser abwaschen; abtropfen lassen.
2. Das Gärgefäß mit kochendheißem Wasser reinigen und gründlich ausspülen.
3. Ein Zehntel von einem fertig vergorenen Kombucha-Getränk einfüllen.
4. Mit einem Liter lauwarmem, gesüßtem Tee auffüllen.
5. Den frisch gewaschenen Pilz – diesmal mit der Unterseite nach oben – auf die Flüssigkeit legen.
6. Das Gärgefäß luftdurchlässig verschließen.
7. Den Behälter an einen warmen, geschützten Ort stellen.
8. Nach acht bis zehn Tagen den Pilz mit einem sauberen Holzlöffel herausheben.
9. Das Getränk durch ein Sieb in einen Krug oder eine Flasche füllen und kühl lagern.

Reinigen Sie Ihren Kombucha-Pilz mit lauwarmem abgekochtem Wasser.

Die Produktion geht weiter

Mit dem Kombucha-Pilz, den Sie aus dem Gärgefäß genommen haben, können Sie sofort wieder ein neues Getränk ansetzen. Die Prozedur ist nahezu die gleiche wie beim ersten Mal.

Das behutsame Reinigen des Pilzes mit lauwarmem, klarem Wasser ist vor allem dann wichtig, wenn er schleimig geworden ist oder dunkle Zotten gebildet hat. Kochen Sie das Wasser zum Waschen des Pilzes vorher ab, falls es sehr stark gechlort ist. Dann müssen Sie es aber abkühlen lassen, bevor Sie den Pilz damit waschen, denn kochend heißes Wasser verträgt er nicht.

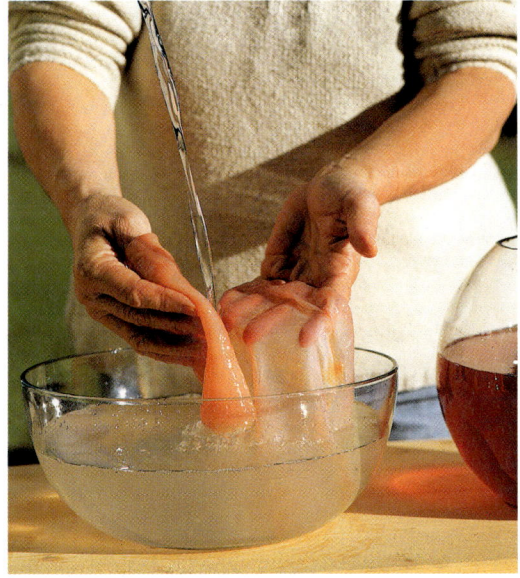

Kombucha aus der eigenen Küche

Der Pilz bekommt Nachwuchs

Nach 3 bis 4 Wochen ist die Kombucha-Kultur so dick, dass sich die oberste Schicht abzulösen beginnt.

Wenn ein und dieselbe Kombucha-Kultur mehrmals im Einsatz war, nach drei bis vier Wochen etwa, ist sie so dick geworden, dass sich die oberste Schicht des Pilzes abzulösen beginnt.

Sollte trotz vorsichtigen Abhebens ein Loch zurückbleiben, ist das kein Problem. Die Hefen und Bakterien sorgen dafür, dass es sich schon bald wieder schließt. Man muss sie nur in Ruhe ans Werk gehen lassen. Mit dem dünnen Baby-Kombucha können Sie eine weitere Nährlösung ansetzen. Sie braucht nur ein wenig länger, weil sich der Pilz noch entwickeln muss.

Baby-Kombucha für alle Fälle

Sobald Sie mehrere Pilze haben, ist es sinnvoll, einen davon »für alle Fälle« in Reserve zu halten. Sie könnten ihn beispielsweise verwenden, wenn Sie eine Nährlösung zum erstenmal mit Honig ansetzen oder wenn Sie in Urlaub fahren oder aus anderen Gründen mit der »Getränkeproduktion« pausieren wollen. Der Reservepilz fristet problemlos über einige Wochen im Kühlschrank sein Dasein. Er wächst bei den niedrigen Temperaturen nur ganz langsam weiter, vorausgesetzt, er liegt in einer Schüssel in genügend Nährflüssigkeit. Ein Viertelliter sollte es schon sein. Denken Sie daran, die Schüssel mit einem Stofftuch abzudecken. Die Mikroorganismen können natürlich auch an einem anderen kühlen Ort, im Keller zum Beispiel, ihren Dornröschenschlaf halten.

Tipp: Heben Sie einen »Reservepilz« im Kühlschrank auf.

Kombucha-Tropfen

Aus einem frisch gewonnenen Pilz kann man auch Kombucha-Tropfen herstellen. Das ist kein großer Aufwand, man legt einfach etwas Mull in eine gut gereinigte Knoblauchpresse, bevor man ein Stückchen Pilz ausquetscht. Wenn man größere Mengen an Flüssigkeit gewinnen will, ist eine Apothekerpresse dazu besser geeignet. Für den Hausgebrauch will die Anschaffung eines solchen Gerätes allerdings gut überlegt sein, denn es kostet im Fachhandel immerhin einige hundert Mark.

Die ausgequetschte Flüssigkeit wird mit reinem Alkohol zu gleichen Teilen gemischt. Davon können dreimal täglich 15 bis 20 Tropfen mit etwas Wasser genommen werden. Sie können Kombucha-Extrakt aber auch in der Apotheke bekommen. Dort gibt es den reinen Press-Extrakt sowie eine Aufbereitung, die nach den Prinzipien der Homöopathie hergestellt worden ist. In den Tropfen stecken zwar andere Substanzen als in der vergorenen Kombucha-Flüssigkeit, da das Konzentrat ja aus der Symbiosekultur selbst und nicht aus dem Getränk gewonnen wird. Es soll jedoch, so hat man beobachtet, eine ähnlich positive Wirkung auf den gesamten Organismus wie auf den Magen-Darm-Trakt haben.

In der Apotheke gibt es Kombucha als Press-Extrakt und als homöopathisches Mittel.

Wer nicht auf sein Kombuchagetränk verzichten möchte: Kombucha-Tropfen sind auf Reisen eine praktische Alternative für den Kombucha-Trunk. Außerdem nutzen manche Diabetiker die Tropfen, weil sie damit kein Risiko wegen der möglichen Restsüße im Kombucha-Getränk eingehen.

Kombucha macht Urlaub

Wenn Sie den Pilz monatelang »kaltstellen« wollen, ist das Einfrieren die sicherste Methode. Wichtig ist, ihm im Schnellgefriergang den Kälteschock zu verpassen, bevor Sie ihn ins normale Tiefkühlfach verfrachten. Nur so lässt sich verhindern, dass sich langsam spitze Eiskristalle in dem Kombucha-Gewebe bilden und es empfindlich verletzen.

Zur Wiederbelebung des Pilzes brauchen Sie ihn nur – unaufgetaut – in eine Nährlösung zu legen. Der Nachteil bei diesem Verfahren: Die Gärung dauert einige Tage länger, und es besteht ein größeres Risiko, dass sich Schimmel bildet. Der Ansatz muss deshalb recht sauer sein; man benötigt also eine größere Menge von der bereits vergorenen Starterflüssigkeit. Es ist auch nicht sicher, ob der Symbiose aus Bakterien und Hefen dieser Kälteschock tatsächlich so gut bekommt, dass sie hernach noch ausreichend wertvolle Inhaltsstoffe produziert.

Tipp: Setzen Sie der vergorenen Kombucha eine Prise natürliches Vitamin C in Pulverform zu. Dann kommt sie während des Urlaubs besser über die Runden.

Kombucha aus der eigenen Küche

So kommt der Pilz gut über den Winter

An kälteren Tagen kann es für die mit der Kombucha-Produktion beschäftigten Pilzkulturen etwas ungemütlich werden. Einerseits sollen sie an einem warmen Platz stehen, andererseits soll der Raum gut belüftet sein. Der kurzzeitige Kontakt mit der kalten Umgebungsluft könnte aber den Gärprozess verzögern und damit die Qualität beeinträchtigen. Um das zu verhindern, hilft es oft nur, das Gärgefäß warm einzuhüllen, zum Beispiel, indem man es in ein gleichmäßig warmes Wasserbad stellt. Das ist allerdings etwas energieaufwendig.

Kombucha trocken legen

Kombucha kann als »Trockenpilz« einige Monate überstehen.

Um die Arbeit der Mikroorganismen für längere Zeit ruhen zu lassen oder um das pfannkuchenartige Gebilde auf dem Postweg zu verschicken, kann man die Kombucha-Kultur trocken legen. Man lässt dazu den Pilz bei gut 30 Grad warmer Luft regelrecht austrocknen, bis er eine lederartige, zähe Konsistenz hat. Zum Trocknen dürfen Sie ihn aber keinesfalls in die Mikrowelle legen oder der direkten Sonnenbestrahlung aussetzen. Als Trockenpilz kann Kombucha Wochen und Monate überstehen.

Um die Symbiose in dem Trockenpilz wiederzuerwecken, ist eine kräftigere Teemischung vonnöten. Bewährt hat sich eine Komposition von 80 Gramm Zucker auf einen halben Liter Wasser und mindestens zwei gehäufte Löffel schwarze oder grüne Teeblätter. Bevor die Pilzscheibe auf die Nährlösung gelegt wird, muss der Tee auf Zimmertemperatur abgekühlt sein. Dieser Ansatz sollte dann mindestens zwei Wochen Zeit haben, um in Ruhe zu gären. Die dabei entstandene Kombucha-Flüssigkeit dient als Starter für die eigentliche Gärlösung, die zubereitet wird, wie auf Seite 50 beschrieben.

Vorsicht: Der Trockenpilz ist anfälliger für fremde Keime aus der Luft.

Die Sache mit dem Trockenpilz hat allerdings einen kleinen Schönheitsfehler: Es ist nicht ausgeschlossen, dass der Trockenpilz von unerwünschten Keimen aus der Luft befallen wird, die sich später in das Gärgeschehen einmischen und so die Nährstoffzusammensetzung beeinträchtigen.

Was so alles passieren kann

- Mitunter sinkt die frisch aufgelegte Pilzscheibe in der Teelösung zu Boden. Damit ist noch nichts verloren. Abwarten und Tee trinken! Meist treibt es den Pilz nach zwei, drei Tagen dann doch wieder nach oben, oder die Mikroorganismen finden sich zu einem neuen Arbeitsteam an der Oberfläche zusammen. Manche Kombucha-Profis verlassen sich nicht darauf und legen dem Pilz gleich eine Korkscheibe als Schwimmhilfe unter. Andere wollen den Pilz am Boden halten, um einen neuen Pilz zu züchten, und beschweren ihn deshalb mit einem gereinigten Bergkristall.

- Stören Sie sich nicht an den Schlieren oder Flocken, die nach einer Weile in der Flüssigkeit schwimmen. Das sind neue Hefen, die sich dort gebildet haben. Sie können einfach mitgetrunken werden. Falls Sie das nicht mögen, gießen Sie die Flüssigkeit vorher durch ein Sieb. Ein Kaffeefilter ist dafür nicht geeignet, denn er hält auch wichtige Hefezellen zurück, die wegen ihrer positiven Effekte auf die Darmflora und das Immunsystem nicht verloren gehen sollten.

- Blasen und farbige Flecke auf dem Pilz sind im allgemeinen normale Erscheinungen. Braune Flecken auf der Oberfläche können vom schwarzen Tee herrühren. Haben die Flecken jedoch eine faltige Struktur, handelt es sich um typische »Altersflecken«. In diesem Fall sollte der betagte Pilz durch ein jüngeres Exemplar ersetzt werden.

- Wenn lediglich die unterste Schicht des Pilzes braun geworden ist, lösen Sie die Schicht ab und werfen sie weg.

- Fehlt dem Getränk das typische Prickeln, ist das ein Zeichen, dass die Mikroorganismen nicht mehr richtig arbeiten.

Zu wenig Kohlensäure im fertigen Getränk? Geben Sie 2 oder 3 Rosinen mit in die Flasche und lassen Sie Ihre Kombucha einige Tage stehen.

Sobald der Pilz Altersflecken zeigt, sollten Sie ihn durch eine neue Kultur ersetzen.

Kombucha aus der eigenen Küche

Was so alles passieren kann

Meist riecht die Gärflüssigkeit dann leicht faulig, der Pilz sieht braun und ledrig aus und bildet keine neue Haut mehr. In diesem Fall hat er ausgedient und kann problemlos kompostiert oder über die Biotonne entsorgt werden.

- Den gleichen Weg sollte der Pilz nehmen, wenn sich reiskorngroße weiße Maden darauf tummeln. Dann ist es den listigen Essigfliegen offenbar gelungen, sich durch die Stoffabdeckung einen Weg zu bahnen, um ihre Eier in dem Pilz abzulegen.

Bei Schimmelbefall sollten Sie den Pilz samt Nährflüssigkeit entsorgen.

- Bilden sich grüne Schimmelflocken auf der gesamten Oberfläche, ist der Pilz verdorben und muss mitsamt der Gärflüssigkeit weggegossen werden. Sparsame Kombucha-Züchter waschen kleine Schimmeltupfer mit Essig ab. Der Pilz muss dann aber unbedingt in eine völlig neue Nährlösung gelegt werden, und die Startflüssigkeit muss aus einer anderen Quelle, etwa einem Kombucha-Fertiggetränk, stammen. Es ist aber allemal sicherer, auch bei geringem Schimmelbefall den Pilz samt Flüssigkeit wegzuschütten und das Gärgefäß gründlichst zu reinigen.

- So lässt sich die Schimmelbildung verhindern:
  – Das Stofftuch muss genügend luftdurchlässig sein.
  – Der Raum sollte regelmäßig belüftet werden.
  – Jeden Kontakt mit Rauch vermeiden.
  – Das Gärgefäß vor Gebrauch mit kochend heißem Wasser reinigen.

  – Den Pilz keinem Frost aussetzen.
  – Der Teeansatz darf nicht zu heiß sein.
  – Es dürfen keine Fruchtfliegen an den Pilz kommen.
  – Den Pilz nicht mit Obstessig in Berührung bringen.

Kombucha trinken: Auf die Gesundheit!

Man nehme dreimal täglich ...
Von Kombucha können Sie täglich ohne weiteres zwei Liter trinken. »Trinken Sie soviel, wie Ihr Wohlbefinden verlangt«, empfiehlt ein Kombucha-Produzent den Konsumenten.

Einige Naturheilkundler raten dazu, dreimal täglich ein Glas Kombucha zu trinken, um etwas für die Gesundheit, Fitness und Schönheit zu tun. Andere sind der Auffassung, dass bereits kleinste Mengen genügen, wenn Kombucha als Heilgetränk wirken soll. Die gesundheitsfördernden Stoffwechselprodukte sollten dem Körper über einen bestimmten Zeitraum, nicht unbedingt aber in besonders großer Menge zugeführt werden.

Wie groß die optimale tägliche Dosis Kombucha sein muss, um gesund zu bleiben oder zu werden, lässt sich jedenfalls nicht allgemein verbindlich festlegen. Im Einzelfall hängt das von der individuellen Situation, der körperlichen Verfassung und den Lebensumständen ab.

Hinzu kommt, dass Kombucha ein lebendiges Produkt ist, das sehr wandlungsfähig ist. Gerade bei selbstgebrauter Kombucha können sich je nach Zutaten, Gärdauer und anderen Einflüssen die tatsächlich im Getränk vorhandenen Inhaltsstoffe von Mal zu Mal erheblich unterscheiden. Kombucha ist als Heilmittel ja nicht mit einem Medikament vergleichbar, bei der man sich darauf verlassen kann, dass in jeder Tablette die Wirkstoffe in einer bestimmten Menge und Qualität vorhanden sind.

Dreimal täglich ein Glas Kombucha – und Sie bleiben fit und gesund.

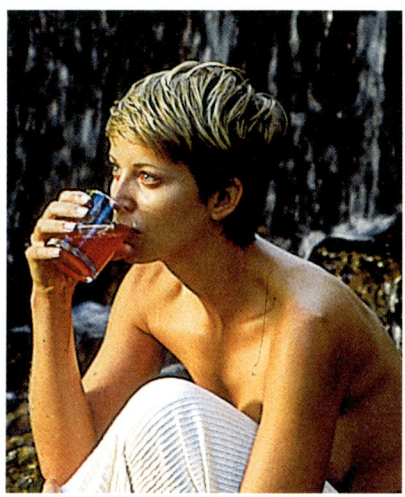

Kombucha trinken: Auf die Gesundheit!

Vorsicht: Eine Dauereinnahme könnte die positiven Wirkungen abschwächen.

Mach mal Pause

Grundsätzlich gilt das gleiche wie bei Heiltees: Auch Kombucha sollte nicht als Hausmittel für den Dauergebrauch angesehen werden. Wer Kombucha kurmäßig über einen längeren Zeitraum konsumiert, sollte dem Körper das wirksame Naturheilmittel von Zeit zu Zeit vorenthalten. So hat der Organismus Gelegenheit, die therapeutisch relevanten Stoffe und Informationen zu verarbeiten und aus eigener Kraft entsprechende Strategien zu entwickeln. Eine Dauereinnahme könnte zur Gewöhnung führen, die diese Effekte zunichte macht. Gerade bei akuten Beschwerden hat es sich bewährt, Kombucha drei bis vier Wochen lang zu trinken, und dann eine Woche zu pausieren.

Genüsslich und langsam trinken

Trinken Sie Kombucha genüsslich und langsam in kleinen Schlucken. Aus medizinischen Gründen kann es wichtig sein, das Gärgetränk vor, zu oder nach den Mahlzeiten zu trinken. Wer zu Blähungen und Völlegefühl neigt, sollte ausprobieren, auf welche Weise ihm Kombucha als Verdauungselixier am besten bekommt. Bei Verstopfung regt die Einnahme vor der Mahlzeit am ehesten den trägen Darm zur Arbeit an. Bei Durchfall besänftigt Kombucha nach dem Essen den strapazierten Darm.

Finden Sie selbst heraus, wie und in welcher Menge Ihnen Kombucha am besten bekommt.

Manchmal ist es sinnvoll, das letzte Glas schon am frühen Abend zu genießen. Aufgrund seiner belebenden Eigenschaften ist Kombucha als Schlummertrunk wenig tauglich. Wegen des Koffeingehaltes wird mitunter werdenden und stillenden Müttern vom Kombucha-Genuss abgeraten. Doch auch da gibt es recht unterschiedliche Erfahrungen, je nachdem mit welchem Tee die Nährlösung angesetzt wurde.

Kombucha für Kinder

Die meisten Kinder mögen das prickelnde Kombucha-Getränk – und es bekommt ihnen auch gut, vor allem wenn der Tee mit einem jungen Pilz angesetzt wurde und nur sechs bis sieben Tage gegoren hat. Der minimale Alkoholgehalt entspricht, wie im Kapitel Inhaltsstoffe schon erwähnt, in der Regel dem von Apfelsaft. Kleinkinder können ein paar Teelöffel Kombucha pur kosten oder sie mit anderen Getränken vermischt aufnehmen. Säuglinge unter einem Jahr sollten noch keine Kombucha bekommen – schon gar nicht, wenn das Teegetränk mit Honig angesetzt wurde. Honig kann Sporen von *Clostridium botulinum* enthalten, die älteren Kindern und Erwachsenen nichts anhaben, für Säuglinge aber gefährlich werden können.

Nebenwirkungen – nein danke!

Mit negativen Begleiterscheinungen, wie man sie von vielen Medikamenten her kennt, müssen Sie bei diesem Naturprodukt nicht rechnen. Kombucha wird im allgemeinen sehr gut vertragen. Lediglich bei Menschen mit einem äußerst empfindlichen Magen kann Kombucha leichtes Bauchgrimmen auslösen. Manche von ihnen klagen vor allem über Beschwerden, wenn das Getränk zu sauer war und auf nüchternen Magen getrunken wurde. Solcherlei Unbill kann man meist leicht vorbeugen, indem man Kombucha nicht vor, sondern zu den Mahlzeiten oder unmittelbar danach konsumiert.

Kombucha ist gut verträglich und frei von Nebenwirkungen.

Verstärkter Harndrang nach dem Genuss von Kombucha ist normalerweise ein positives Zeichen. Der Körper versucht vermehrt, sich von überflüssigen Stoffwechselabfällen und Giften zu befreien. Dazu nimmt er unter Umständen auch den Weg über die Haut, was sich anfangs mit Pickeln, Pusteln oder Hautjucken bemerkbar machen kann. Dies alles sind aber natürliche Heilreaktionen, die meist nach kurzer Zeit wieder abklingen. Ist beispielsweise der Juckreiz sehr stark, hilft es manchmal, die tägliche Ration Kombucha zu reduzieren und dann ganz langsam zu steigern.

Pickel oder Pusteln sind meist ein gutes Zeichen – der Körper scheidet vermehrt Gift- und Schlackenstoffe aus.

Es gibt andererseits Erfahrungsberichte, dass sich gerade nach dem konsequenten Konsum von mindestens drei Gläsern Kombucha täglich das Wohlbefinden nach anfänglichem Unwohlsein rasch eingestellt hat. Bei all dem spielt stets auch mit, welche Art von Tee für die Nährlösung verwendet wurde. Wer auch sonst nach dem Genuss von schwarzem Tee Herzklopfen bekommt, sollte besser Kombucha trinken, die mit grünem Tee angesetzt wurde.

Kombucha – fix und fertig

Wer keine Zeit und Gelegenheit hat, sich seine Kombucha selbst zu brauen, braucht auf das leckere Gärgetränk nicht zu verzichten. Es gibt den gesunden Trunk flaschenweise zu kaufen: in Naturkostläden, Drogerien, Reformhäusern – und neuerdings auch in Supermärkten. Kombucha kann man zwar auch über die Apotheke beziehen. Offiziell darf es aber nicht als Heilmittel, sondern als »Lebensmittel eigener Art« gehandelt werden.

Kombucha – auch als Fertiggetränk auf dem Vormarsch.

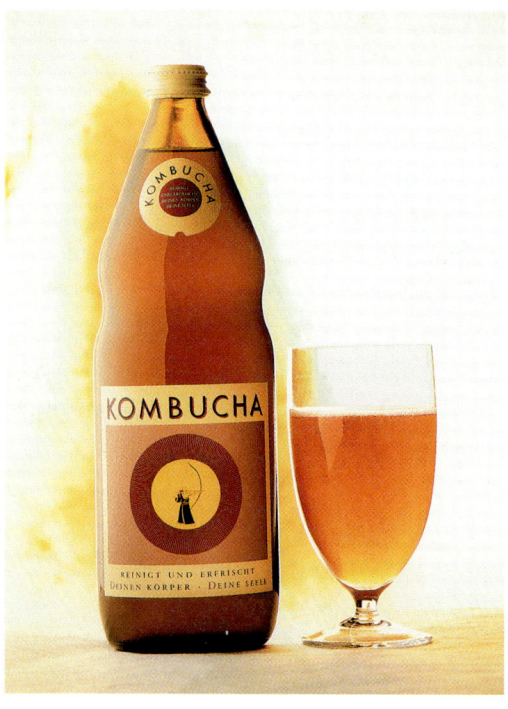

In einigen Hotels und Gaststätten findet man das natürliche Elixier sogar auf der Getränkekarte. Wer also erst einmal davon kosten möchte, bevor er selbst zur Tat schreitet, ist mit den Fertiggetränken gut bedient. Sie sind allerdings recht unterschiedlich im Geschmack – und auch im Preis, der bisweilen durchaus dem einer guten Flasche Wein nahekommt. Im Supermarkt kostet die Flasche eines Herstellers rund sieben Mark. Im Fachhandel muss man bis zu siebzehn Mark und mehr für eine Literflasche von anderen Produzenten berappen. Dass Kombucha nicht gleich Kombucha ist, das trifft, wie wir schon festgestellt haben, bereits auf das selbstangesetzte Gebräu zu – obwohl jedesmal die gleichen Zutaten in die Nährlösung kommen. Dasselbe gilt selbstverständlich auch für fertig gekaufte Kombucha.

Zutaten und Verfahren variieren

Da jeder Kombucha-Hersteller sein eigenes Hausrezept hat, fallen die Gärprodukte nicht nur in geschmacklicher Hinsicht sehr verschieden aus. Abgesehen von den Hefe- und Bakterienkulturen variieren die Zutaten erheblich. Oft kommt der traditionell dominierende schwarze oder grüne Tee bei den Fertigprodukten nur noch in kleinen Mengen, wenn überhaupt, in den Gäransatz. Stattdessen sind Früchte und Kräuter die Favoriten. Auch der Zucker wird mitunter durch Honig, Maissirup oder Süßholz ersetzt. Überdies wenden manche kommerziellen Kombucha-Produzenten ungewöhnliche Methoden an, um die Qualität anzuheben und das lebendige Getränk mit zusätzlichen Energien auszustatten.

Der Geschmack von Kombucha-Fertiggetränken variiert von Hersteller zu Hersteller.

Kombucha schmeckt nicht immer gleich

Da Kombucha auch in der Flasche nachgärt, schmeckt selbst das Getränk ein und derselben Marke nicht immer gleich. Bei längerer Lagerung steigt auch der Alkoholgehalt leicht an. Beim Öffnen der Flaschen ist mitunter ein Zischen zu hören. Das ist ein Zeichen, dass die Gärung in der Flasche vorangeschritten ist. Alle Getränke werden ohne chemische Zusätze und Begleitstoffe hergestellt. Außerdem werden weder Konservierungs- noch Stabilisationsmittel verwendet.

Manchmal schwimmen kleine Schwebteile in der Flüssigkeit, oder am Flaschenhals bilden sich Pilzkulturen – diese natürlichen Inhaltsstoffe beeinträchtigen die Qualität nicht und können ohne weiteres mitgetrunken werden. Damit das Fertiggetränk den Transport und die Lagerung in den Verkaufsregalen heil übersteht, sind die Flaschen mit einem Spezialverschluss ausgestattet, der den Überdruck ausgleicht. Andernfalls würden sich die in den Flaschen eingeschlossenen Bakterien und Hefen mit einem lauten Knall Luft verschaffen.

Kombucha-Getränke werden ohne chemische Zusätze und Begleitstoffe hergestellt.

Kombucha aus dem Laden

Wir stellen Ihnen hier einige Kombucha-Fertiggetränke mit ihren Besonderheiten vor. Alle Angaben basieren auf den Informationen der Hersteller. Die Adressen der Hersteller finden Sie auf Seite 109.

Beutelsbacher Amrita

- ■ Tropische Früchte (Mango, Papaya und Ananas) sowie 13 Kräuterbestandteile.
- ▲ Amrita wird nach traditionell ayurvedischem Rezept »in spezieller Weise« vergoren.
- ✚ Alle Zutaten stammen aus kontrolliert biologischem Anbau. Täglich zwischen 0,2 – 0,5 Liter leicht gekühlt trinken.
- ● Naturkostläden und Reformhäuser, Heilpraktiker, Ernährungsberater und direkt bei Top Fit Naturkost, Fellbach.

Beutelsbacher Bio-Kombucha

- ■ Kräutermischung, Grüntee.
- ▲ Beutelsbacher Bio-Kombucha wird nach einem traditionellen chinesischen Rezept mit Ökozucker und reinem Quellwasser fermentiert.
- ✚ Täglich 1 – 2 Gläser (je 0,2 Liter) nach Belieben trinken, bei kurmäßiger Anwendung auch mehr.
- ● Naturkostläden und Reformhäuser, Heilpraktiker, Ernährungsberater und direkt bei Top Fit Naturkost, Fellbach.

Beutelsbacher Viva

- ■ Mango, Papaya, Ananas, 13 Kräuterbestandteile (u. a. Ginkgo und Ginseng).
- ▲ Viva wird mit Maissirup anstelle von Zucker fermentiert. Alle Zutaten stammen aus kontrolliert biologischem Anbau.
- ✚ Täglich 2 – 3 Gläser (je 0,2 Liter) trinken.
- ● Naturkostläden und Reformhäuser, Heilpraktiker, Ernährungsberater und direkt bei Top Fit Naturkost, Fellbach.

Chi

- ■ Chi gibt es mit Blüten (u. a. von Hibiskus, Holunder, Orange, Ringelblume) oder Früchten (Mangos, Äpfel, Aprikosen, Birnen, Datteln, Ananas und Feigen). Weitere Zutaten sind jeweils Fruchtzucker, Traubenzucker, Süßholz.

97 bis 100 Prozent der Zutaten stammen aus kontrolliert biologischem Anbau. Das verwendete Schweizer Wasser hat einen geringen Nitratgehalt (ca. 10 mg/l).
Täglich 1 – 2 Gläser (je 0,2 Liter) leicht gekühlt trinken.
Reformhäuser. Information: Soyana, Schlieren (Schweiz).

Dr. rer. nat. Meixner's Combucha-Teekwass
Zwei Drittel schwarzer Tee, ein Drittel Kräutertee.
Teekwass wird unter Verwendung von germaniumhaltigem Mineralwasser hergestellt.
Zur allgemeinen körperlichen Entschlackung täglich 0,5 Liter, verteilt auf drei Portionen (je eine morgens vor dem Frühstück, mittags und abends). Zur laufenden Durchspülung der Harnwege alle vier Stunden 0,25 Liter unabhängig von den Mahlzeiten.
Direktbezug bei Interpilz, Dr. Meixner GmbH, Stuttgart.

Fischer's Tsche
Kräuterrezeptur.
Fischer's Tsche, seit 1898 in Familientradition produziert, wird mit Honig und Ökozucker hergestellt. Das Wasser für die Nährlösung wird zunächst verwirbelt und zusätzlich durch einen Kristallfilter physikalisch gereinigt und vitalisiert. Die Auswahl der Kräuter erfolgt nach ayurvedischen Ernährungsprinzipien.
2 – 4 Gläser über den Tag verteilt.
In Naturkostläden oder im Direktbezug über Dietmar Fischer Bioprodukte, Saarbrücken.

Kombucha
Spezielle Kräuterteemischung, Kohlensäure.
Das Getränk aus der Red-Bull-Firmengruppe ist aufgrund eines speziellen Fertigungsverfahrens besonders lange haltbar. Von den Lesern der Fachzeitschrift »GetränkeZeitung« wurde Stocks rosafarbene Kombucha unter rund 60 alkoholfreien Innovationen des Jahres 1998 auf Platz 1 gewählt.

■ Zutaten   ▲ Besonderheiten   + Empfohlene Trinkmenge   ● Bezugsquellen

Kombucha fix und fertig

- ✚ Täglich 2 Trinkgläser zur Entschlackung und zur Stärkung der Abwehr trinken, ansonsten so viel, »wie das Wohlbefinden verlangt«.
- ● Feinkostläden, Supermärkte und Gastronomie. Information: Stock Vital GmbH, Wiesbaden.

Natur Pur Kombu'Cha

- ■ Grüner Tee, 17 Kräuter.
- ▲ Natur Pur Kombu'Cha wird mit Rübenzucker hergestellt. Alle Zutaten stammen aus kontrolliert biologischem Anbau. Das Wasser wird mit einem Spezialverfahren verwirbelt und unter freiem Himmel mit Hilfe von Sonnenlicht und Edelsteinen »vitalisiert«. Die Produktionsräume sind »geomantisch« saniert und unter anderem gegen Elektrosmog abgeschirmt. Natur Pur Kombu' Cha wurde 1994 auf einer internationalen Bio-Fachmesse als das Bioprodukt des Jahres ausgezeichnet.
- ✚ Dreimal täglich ein Sektglas voll, die erste Portion vor dem Frühstück trinken.
- ● Reformhäuser und Naturkostläden oder Direktbezug von Voelkel KG, Natursäfte, Höhbeck.

Original Kombucha nach Dr. med. Sklenar

- ■ Wässriger Auszug aus schwarzem Tee oder aus grünem Tee.
- ▲ Beide Produkt-Varianten werden mit »Original-Kombucha«-Kulturen nach den Erfahrungen des Arztes Dr. med. Sklenar hergestellt.
- ✚ Dreimal täglich nach den Mahlzeiten glasweise je ca. 0,1 Liter trinken; höhere Dosierung ist nicht schädlich.
- ● Apotheken, Drogerien, Reformhäuser oder direkt über Dr. med. Sklenar Bio-Produkte, Bochum.

Robenata

- ■ Wirkstoffe der Roten Bete, »Original-Kombucha«-Kulturen.
- ▲ In einer Zweistufengärung wird die Rote Bete von Nitrat und Nitrit befreit. Robenata ist zuckerfrei und daher für Diabetiker geeignet.

Kombucha-Fruchtsaft-Konzentrate

Regelmäßige Einnahme von ca. 100 Milliliter täglich.
Apotheken, Drogerien, Reformhäuser oder direkt über Dr. med. Sklenar Bio-Produkte, Bochum

VitaPur
Kräutermischung und Orchideenessenzen.
VitaPur wird ausschließlich mit (Bioland-)Honig, ohne Zucker fermentiert. Die Kräuter stammen aus kontrolliert ökologischem Anbau. Bei der Herstellung werden spezielle (»Tachyon«-)Verfahren eingesetzt, um den Gärprozess zu optimieren und dem Getränk einen hohen feinstofflichen Energiegehalt zu geben.
0,2 Liter täglich, zwischen den Mahlzeiten. Für intensiven Genuss einen halben Liter täglich über vier bis sechs Wochen.
Reformhäuser und Naturkostläden oder Direktbezug bei Roland Geist GmbH, Öhringen-Untersöllbach.

Kombucha-Fruchtsaft-Konzentrate
Guave & Papaya Concentrat
Papaya (Frucht, Kerne, Blätter), Kombucha-Tee, Guave (Blätter, Früchte), Grüner Tee, Zitronensaft.
Eine 350-ml-Flasche des australischen Produkts enthält durchschnittlich 200 ml reines Guave- und Papaya-Konzentrat.
Täglich 3 – 6 Teelöffel mit etwas Fruchtsaft oder Salatdressing verzehren. Bei erhöhter Magensäure stärker verdünnen.
Direktbezug: Peter Szuba, Siegen.

Papaya Super Concentrat
Papaya (Frucht, Kerne, Blätter), Kombucha-Tee, Grüner Tee, Zitronensaft, Holunderblüten.
Eine 350-ml-Flasche des australischen Produkts enthält durchschnittlich 160 ml reines Papaya-Konzentrat.
Täglich 3 – 6 Teelöffel mit etwas Flüssigkeit verzehren. Bei erhöhter Magensäure stärker verdünnen.
Direktbezug: Rüdiger Oliver Schlegel, Harbach-Sieg.

■ Zutaten   ▲ Besonderheiten   ✚ Empfohlene Trinkmenge   ● Bezugsquellen

Gesund mit Kombucha

> *Kombucha kann eine notwendige Therapie nicht ersetzen, aber wirksam unterstützen.*

Da Kombucha über das Verdauungssystem die körpereigene Abwehr stärkt und den Stoffwechsel anregt, kann es über diesen Weg bei den unterschiedlichsten Gesundheitsstörungen hilfreich sein. Das gilt nicht nur für die Alltagsbeschwerden, die wir gut selbst mit natürlichen Mitteln kurieren können. Kombucha kann zwar niemals eine notwendige medizinische Therapie ersetzen. Doch sie kann als flankierende Maßnahme bei vielen Krankheiten und Leiden eingesetzt werden, die weiterhin vom Heilpraktiker, Haus- oder Facharzt gezielt behandelt werden müssen. Viele banale Befindlichkeitsstörungen und Beschwerden lassen sich allein schon mit Kombucha, einer gesunden ausgewogenen Ernährung und Lebensweise sowie viel Bewegung an der frischen Luft beheben.

Anwendungsgebiete von A bis Z
Abwehrschwäche

Symptome — Es kommt häufig zu Erkältungen, Entzündungen der Haut, Verdauungsstörungen oder Blaseninfekten. Man ist ganz allgemein anfällig für Infektionen und fühlt sich insgesamt matt.

Hintergrund — Der Körper kann sich nur schlecht gegen Eindringlinge von außen, gegen Schadstoffe, Gifte, Strahlen, Viren und Bakterien zur Wehr setzen. Die Folge ist, dass Fremdstoffe und Krankheitserreger über die Atemwege, den Verdauungstrakt und durch Verletzungen der Haut und Schleimhaut leichter in den Körper gelangen.

Eine besonders schwere Form einer Abwehrschwäche ist Aids. Bei dieser ansteckenden Infektionskrankheit haben die HI-Viren bestimmte Zellen des Immunsystems angegriffen und zerstört. Die

Betroffenen sind dann für Infektionen anfällig, die gesunden Menschen nichts anhaben können. Die Krankheitszeichen sind anfangs uncharakteristisch: Die Betroffenen fühlen sich müde und abgeschlagen, ihre Leistungsfähigkeit nimmt rapide ab, sie verlieren stark an Gewicht, haben nachts Schweißausbrüche. Häufig ist die Haut entzündet (beispielsweise im Mund und Rachen), und es kommt über längere Zeit zu schweren Durchfällen.

Kombucha kann HIV-infizierten Menschen nicht die medizinisch notwendige Therapie ersetzen. Aber die Wirkstoffe des Gärgetränkes haben Erfahrungsberichten zufolge eine insgesamt positive und stabilisierende Wirkung. Dieser Effekt wird vor allem den entgiftenden Eigenschaften zugeschrieben und darauf zurückgeführt, dass Kombucha mit seinen lebendigen Hefe- und Bakterienkulturen die natürliche Besiedelung der Darmflora vorantreibt und somit die besten Voraussetzungen für ein gut funktionierendes Abwehrsystem schafft.

- Trinken Sie täglich drei Gläser Kombucha über einen längeren Zeitraum (nach sechs Monaten einen Monat pausieren). Das saniert die Immunabwehr.
- Nehmen Sie mindestens zweimal wöchentlich ein warmes Vollbad unter Zugabe von einem Liter Kombucha oder einer Tasse Kombucha-Essig.
- Reiben Sie sich morgens von Kopf bis Fuß mit gut vergorener Kombucha ein.
- Immunstimulierende Heilkräutertees für den Kombucha-Ansatz: Holunderblüten, Kamille oder Lindenblüten. Ihre ätherischen Dämpfe eignen sich gut zur Inhalation.

Behandlung

Allergischer Schnupfen

Die Nase ist zugeschwollen, sie läuft ununterbrochen. Man muss ständig niesen. Das Sekret ist sehr wässrig. Die Augen jucken (Bindehautentzündung).

Symptome

Allergischer Schnupfen wird meist von Substanzen ausgelöst, die aus der Umwelt, aus Nahrungsmitteln oder dem eigenen Stoff-

Hintergrund

wechsel stammen. Von Heuschnupfen spricht man, wenn diese Reaktion durch umherfliegende Blütenpollen von Bäumen, Getreide, Gräsern und Kräutern hervorgerufen wird.

Behandlung
- Trinken Sie in akuten Phasen täglich mindestens drei Gläser Kombucha zwischen den Mahlzeiten.
- Zusätzlich zu empfehlen: Täglich zwei Tassen Knoblauchtee in kleinen Schlucken trinken.
- Atmen Sie die Dämpfe von Kombucha-Essig ein. Das bringt die Schleimhäute zum Abschwellen.
- Zur Vorbeugung: Kombucha mit Salbei, Thymian, Pfefferminze oder Lindenblüten ansetzen.

Appetitlosigkeit

Symptome
Man hat keine Lust zu essen.

Hintergrund
Appetitlosigkeit ist keine Krankheit, sondern ein Symptom. Wer sich krank fühlt, hat oft kein Verlangen, Nahrung zu sich zu nehmen. Gerade bei fieberhaften Infekten ist das nichts Ungewöhnliches. Sobald die Krankheit überstanden ist, stellt sich auch wieder der Appetit ein. Problematischer ist es, wenn die Appetitlosigkeit bei ernsten Erkrankungen wie Aids oder in Begleitung einer Chemotherapie anhält.

Zu schwerwiegenden Essstörungen kann es kommen, wenn seelische Ursachen dahinterstecken. In solch einem Fall ist professionelle medizinische Hilfe vonnöten.

Kombucha kann weder den Arzt noch den Psychotherapeuten ersetzen. Doch sie kann dem Körper Vitamine, Mineralstoffe und andere wertvolle Substanzen liefern, die er in diesem geschwächten Zustand ganz besonders braucht. Außerdem regt Kombucha die Produktion der Magensäfte an.

Behandlung
- Trinken Sie über den Tag verteilt mindestens einen halben Liter Kombucha in kleinen Schlucken.
- Appetitanregende Heilpflanzen-Tees, die am besten in Kombination mit Kombucha getrunken werden sollten: Angelikawurzel, Benediktenkraut, Bitterkleeblätter, Enzianwurzel, Kalmuswurzel,

Löwenzahnwurzel mit -kraut, Schafgarbe, Tausendgüldenkraut, Teufelskrallenwurzel, Wermutkraut.

Arthrose, Arthritis
Siehe Rheumatische Beschwerden, Seite 92.

Asthma

Plötzliche Atemnot, pfeifende Geräusche und Schwierigkeiten beim Ausatmen, Panikgefühle, krampfartige Schmerzen hinter dem Brustbein.

Symptome

Asthma kann viele Ursachen haben. Erkältungen, Infektionskrankheiten oder eine Überempfindlichkeit auf eingeatmete Substanzen wie Blütenpollen, Hausstaub, Pilze, Textilfasern, Tierhaare sowie Kontakt mit Kosmetika, Nahrungsmitteln und Medikamenten. Aber auch seelische Erregungszustände lösen die anfallsartige Atemnot aus. Dabei verengen sich die feinen Luftröhrenäste krampfartig. Um diese unter Umständen lebensbedrohliche Reaktion in den Griff zu bekommen, müssen die Betroffenen den Krampf mit Hilfe eines rasch wirkenden Sprays lösen, das die Bronchien erweitert.

Hintergrund

Befreit die Atemwege: Inhalieren von Dämpfen aus heißem Wasser und Kombucha-Essig.

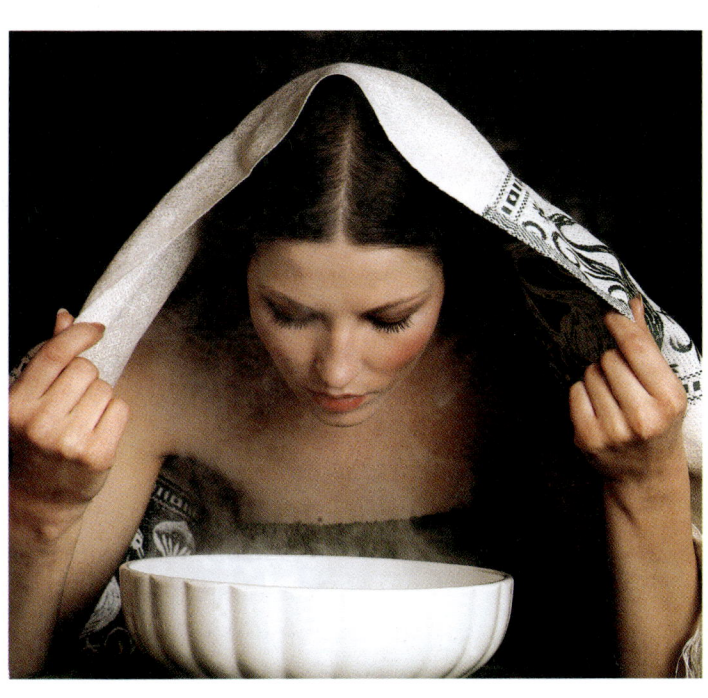

Kombucha stärkt hier die Immunabwehr, die oft durch die Medikamente beeinträchtigt wurde. Durch ihre entgiftende Wirkung werden mit den Abfallprodukten des Stoffwechsels auch die reizauslösenden Substanzen schneller ausgeschieden.

Behandlung
- Trinken Sie Kombucha ganz nach Belieben vor, zu oder nach den Mahlzeiten.
- Verrühren Sie etwas Kombucha-Essig mit Honig und einer zerdrückten Knoblauchzehe. Nehmen Sie davon dreimal täglich einen Teelöffel zwischen den Mahlzeiten.
- Das Inhalieren von Dämpfen aus heißem Wasser und Kombucha-Essig fördert die bessere Durchblutung der Atemwege.
- Heilpflanzen für den Kombucha-Ansatz: Lorbeer, Thymian, Angelikawurzel, Gundelrebe oder Lungenkraut.

Blähungen

Symptome Der Bauch und die Magengegend sind schmerzhaft aufgetrieben.

Hintergrund Blähungen entstehen durch zuviel »Luft«, die sich im Magen-Darm-Trakt oder in der Bauchhöhle ansammelt. Schuld daran sind meist zu hastiges Essen, Luftschlucken, ballaststoffarme Ernährung oder eine fehlbesiedelte Darmflora. Auch Gallensteine, Nervosität und Stress können zu Blähungen führen. Normalerweise werden die Gärungs- und Fäulnisgase, die bei der Verdauung entstehen, mit dem Stuhl abgegeben. Kombucha unterstützt die Darmbakterien bei dieser wichtigen Verdauungsarbeit.

Behandlung
- Trinken Sie Kombucha vor oder nach dem Essen, je nachdem, wie es Ihnen am besten bekommt.
- Tränken Sie ein Tuch mit heißem Kombucha-Essig und legen Sie es auf den Bauch. Nach dem Auskühlen noch ein- bis zweimal wiederholen.
- Bewährte Heilkräuter-Tees für den Kombucha-Ansatz: Anis, Kümmel oder Fenchelsamen.

Blutdruckbeschwerden

Symptome Schlaflosigkeit, Schwindel, Ohrensausen, morgendlicher Kopfschmerz, Gefäßkrämpfe und verminderte Leistungsfähigkeit. Zu niedriger Blutdruck kann sich ebenfalls mit Schwindel bemerkbar machen. Typisch ist Mattigkeit am frühen Morgen. Beim niedrigen Blutdruck kommt noch eine Neigung zu Ohnmacht hinzu.

Es gibt viele mögliche Auslöser für hohen Blutdruck: Hormonelle Fehlsteuerung, Stoffwechselstörungen, ungesunde Ernährung und Lebensweise, seelisches Ungleichgewicht und Arteriosklerose sind nur einige davon.

Hintergrund

Kombucha wirkt harmonisierend auf den Blutdruck. Den niedrigen Blutdruck hebt sie an, und den zu hohen senkt sie.

- Am besten wirkt eine Kombucha-Kur über zwei bis drei Monate. Trinken Sie täglich mindestens einen halben Liter des erfrischende Gärgetränks.

Behandlung

- Bei zu hohem Blutdruck eignet sich für den Kombucha-Ansatz Weißdornbeerentee. Er kräftigt das Herz und stabilisiert den Blutdruck. Anstelle von Weißdorntee kann Tee aus Lindenblüten, Mistel und Schafgarbe jeweils mit Schwarz- oder Grüntee gemischt werden.
- Niedriger Blutdruck: Reiben Sie sich von Kopf bis Fuß mit kühlem Kombucha-Essig ein.
- Anregende Heiltees: Beifuß, Herzgespann, Ingwer, Rosmarin.

Bronchitis

Husten mit schleimigem oder schleimig-eitrigem Auswurf. Der zähe Schleim lässt sich nur schwer abhusten.

Symptome

Die Bronchitis ist vom Bronchial-Asthma nicht einfach zu unterscheiden. Bei beiden Erkrankungen sind die Atemwege äußerst gereizt. Während Asthma anfallsartig auftritt, ist bei chronischer Bronchitis der krampfartige Husten mit Auswurf und Atemnot ein ständiger Begleiter. Zu der Entzündung der Schleimhäute der Luftröhre und ihrer kleinen Äste kommt es häufig durch Erkältung, Zigarettenrauch, Staub, chemische Dämpfe und Luftverschmutzung. Bronchitis kann auch eine Begleiterscheinung anderer Krankheiten sein.

Hintergrund

Kombucha erweist sich gleich in mehrfacher Hinsicht als hilfreich. Sie stärkt das Immunsystem im Kampf gegen die Infektion und liefert Vitamine und Enzyme sowie antibiotisch wirkende Substanzen.

Behandlung — Trinken Sie über einen Zeitraum von zwei bis drei Monaten täglich mindestens drei Gläser Kombucha. Atmen Sie die heißen Dämpfe von wasserverdünntem Kombucha-Essig ein. Das lockert den Schleim und erleichtert das Abhusten. Tränken Sie ein Tuch mit Kombucha-Essig und legen Sie es auf die Brust. Darüber kommt ein trockenes Leinentuch. Etwa zehn Minuten liegen lassen.

— Bewährte schleimlösende Tees: Anis, Fenchel, Holunderblüten, Lindenblüten, Pfefferminze und Thymian.

Cholesterinspiegel, erhöhter

Siehe Durchblutungsstörungen, Seite 77.

Diabetes mellitus (Zuckerkrankheit)

Symptome — Ständiges Durstgefühl, große Harnmenge, nächtlicher Harndrang, Abgeschlagenheit, erhöhte Infektanfälligkeit, Gewichtsabnahme trotz gesteigerter Nahrungszufuhr, Juckreiz und häufig entzündliche Hauterkrankungen, schlechte Wundheilung: All das sind typische Frühsymptome bei Diabetes mellitus.

Hauptmerkmal der Zuckerkrankheit ist der zu hohe Gehalt an Zucker im Blut (bei nüchternen Patienten über 120 mg/dl und zwei Stunden nach dem Essen mehr als 200 mg/dl; beim Gesunden liegen die Werte nüchtern bei 60 bis 100 mg/dl).

Hintergrund — Der Grund für den hohen Blutzuckergehalt ist ein Mangel an Insulin, einem Hormon der Bauchspeicheldrüse. Sie produziert nicht genügend Insulin (beim jugendlichen Diabetes vom Typ I) oder die »Empfängerzellen« sind nicht in der Lage, das Insulin zu verwerten (beim »Alters-Diabetes« vom Typ II).

Das Risiko beim Diabetes sind nicht die Frühsymptome, sondern die Spätfolgen wie Netzhautveränderungen (bis zur Erblindung), Nierenversagen, Durchblutungsstörungen im Fußbereich, Störungen im Nervensystem und nicht zuletzt arteriosklerotische Veränderungen.

Wie die Zuckerkrankheit entsteht, weiß man noch nicht. Seelische und erbliche Faktoren sollen eine Rolle spielen, aber auch Infek-

Cholesterinspiegel – Durchblutungsstörungen

tionen, Medikamente sowie Übergewicht durch Fehlernährung. Kombucha muss von Diabetikern nicht vom Ernährungsplan gestrichen werden. Da der Zucker aus dem Nähransatz, wie schon auf Seite 53 beschrieben, während des Gärvorgangs fast völlig umgewandelt wird, bleibt nach gut zweiwöchiger Gärdauer allenfalls ein verschwindend kleiner Rest in dem genussfertigen Getränk. Bei verschiedenen Versuchen hat sich gezeigt, dass Kombucha den Blutzuckerspiegel senken kann.

100 ml Kombucha enthalten 34 kcal (146 kj), 0,1 g Eiweiß, 8,5 g Kohlenhydrate und überhaupt kein Fett.

Behandlung

- Konsumieren Sie Kombucha in Abstimmung mit Ihrem sonstigen Ernährungsplan. Als Richtwert gilt: Ein Liter Kombucha entspricht 7 Broteinheiten.
- Trinken Sie täglich ein Schnapsgläschen voll Kombucha, in das Sie eine kleingeschnittene Knoblauchzehe gerührt haben.
- Nehmen Sie täglich 15 bis 20 Tropfen von dem zuckerfreien Kombucha-Pressextrakt zwischen den Mahlzeiten ein.

Durchblutungsstörungen

Die Beine schmerzen beim Gehen, Hände und Füße sind ständig kalt. Das Kurzzeitgedächtnis lässt nach. Es kommt zu Schwindelgefühl, Atemnot und Herzbeschwerden.

Symptome

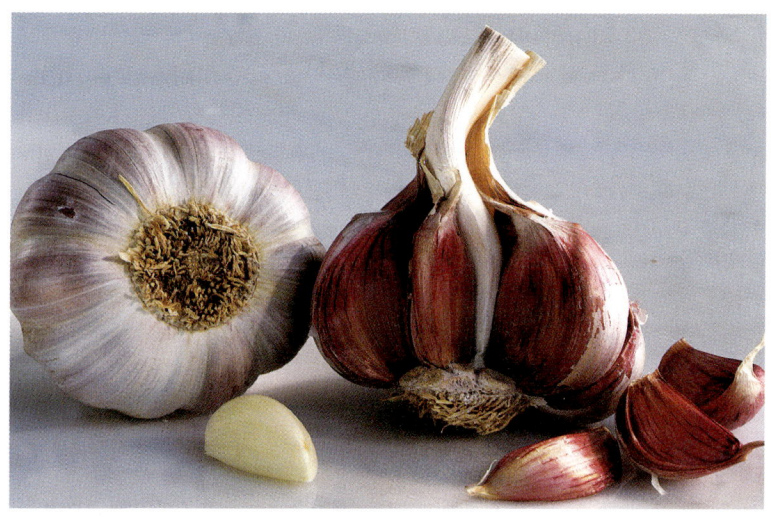

Knoblauch reguliert die Blutfette und beugt Arteriosklerose vor.

Gesund mit Kombucha

Hintergrund

Durchblutungsstörungen sind meist die Folge einer Arteriosklerose, umgangssprachlich auch Arterienverkalkung genannt. Dazu kommt es, wenn sich in den Wänden der Arterien Blutfette (Cholesterin) und Kalzium festsetzen, die das Gewebe verdicken und verhärten. Durch den kleineren Gefäßdurchmesser wird der Blutdurchfluss erschwert. Es gelangt nicht mehr genügend frisches Blut in das Gewebe und die Organe. Da auch die Nieren, die Herzkranzgefäße und die kleinsten Blutgefäße im Gehirn davon betroffen sein können, sind Nierenversagen, Herzinfarkt und Schlaganfall lebensbedrohliche Spätfolgen der Arteriosklerose. Folgende Risikofaktoren begünstigen neben einer erblichen Belastung und hormonellen Veränderungen die Entstehung der Arteriosklerose: Bluthochdruck, Fehlernährung, Umweltgifte (Zigarettenrauch), erhöhte Blutfettwerte (Cholesterin und Triglyzeride), Stoffwechselstörungen wie Gicht und Zuckerkrankheit, Übergewicht, Bewegungsmangel, Stress.

Schwimmen hält den Kreislauf fit.

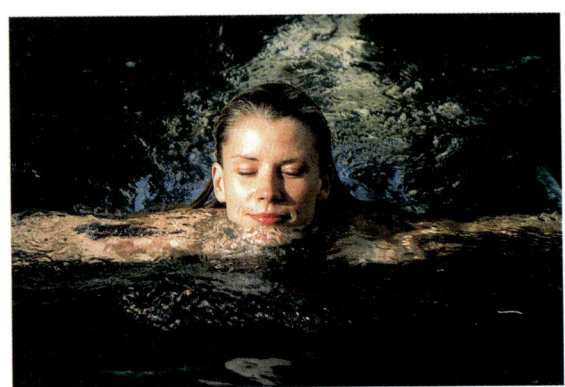

Kombucha wirkt nachweislich regulierend auf die Blutfettwerte. Sie vermindert den Anteil des schädlichen LDL-Cholesterins zugunsten des nützlichen HDL-Cholesterins.

Behandlung

- Trinken Sie vier bis sechs Wochen lang mehrmals täglich Kombucha. Dann eine Pause von ein bis zwei Wochen einlegen und die Kur wiederholen.
- Reiben Sie sich die kalten Gliedmaßen mit gut vergorener Kombucha sorgfältig ein.
- Nehmen Sie täglich eine zerdrückte Knoblauchzehe mit einem Glas Kombucha zu sich. Die Säuren lösen wertvolle Inhaltsstoffe wie Ajoene am besten aus der Pflanze. Knoblauch selbst erhöht die Fließfähigkeit des Blutes, verhindert die Bildung von Blutgerinnseln und reguliert die Blutfette und den Blutdruck.

Zusammen mit Kombucha ist der Knoblauch demnach ein ausgezeichnetes Mittel, um den verschiedenen Risikofaktoren für Arteriosklerose vorzubeugen.
- Durchblutungsfördernde Tees, die mit Kombucha im Wechsel getrunken werden können: Weißdorntee, Rosmarin, Schafgarbe.

Durchfall

Häufige breiige bis wässrige Stuhlgänge, oft begleitet von krampfartigen Bauchschmerzen sowie Erbrechen und Fieber. *Symptome*

Plötzlicher Durchfall ist eher eine Begleiterscheinung als eine eigenständige Krankheit. *Hintergrund*

Mögliche Ursachen: Aufregung, Angst, Stress, Infektionen, Allergien, unverträgliche oder verdorbene Nahrungsmittel, Darmparasiten oder (Breitband-)Antibiotika. Bei einer Dünn- oder Dickdarmentzündung kann es über längere Zeit zu Durchfällen kommen.

Kombucha sorgt beim infektiösen Durchfall dafür, dass die Reizstoffe und Erreger schnell aus dem Darm entfernt werden und sich gleichzeitig nützliche Mikroorganismen dort wieder ansiedeln. Damit schafft Kombucha auch beim chronischen Durchfall gute Voraussetzungen für ein Abklingen der Beschwerden.

- Trinken Sie nach jeder Mahlzeit ein Glas Kombucha, bis sich der Darm beruhigt hat. *Behandlung*
- Um die Darmflora zu regenerieren ist es zweckmäßig, mehrere Monate lang Kombucha trinken.
- Ideale Kombination: Kombucha und Knoblauch abwechselnd einnehmen. Die Wirkstoffe des Knoblauchs helfen, Viren und schädliche Bakterien zu zerstören, während Kombucha die natürliche Darmflora wieder aufbaut.

Erkältung, grippaler Infekt

Husten, Schnupfen, Kratzen im Hals, Heiserkeit, Kopfschmerzen, oft begleitet von Fieber, Abgeschlagenheit und Mattigkeit. *Symptome*

Meist wird die Entzündung der oberen Luftwege von Viren ausgelöst. Sie können sich leicht ausbreiten, wenn die Immunabwehr *Hintergrund* geschwächt ist – durch Nässe, Kälte, Stress oder Nährstoffmangel. Die Erkältung wird auch als grippaler Infekt bezeichnet. Das ist aber nicht zu verwechseln mit der echten »Virusgrippe« (Influenza), einer regelrechten Seuche, die schwerste gesundheitliche Schäden nach sich ziehen kann.

Kombucha ist nicht nur wegen ihrer positiven Effekte auf die körpereigene Immunabwehr nützlich. Ihre vielen wertvollen Inhaltsstoffe wie Vitamin C und Enzyme sowie ihre viren- und bakterienhemmenden Eigenschaften kommen dem geschwächten Organismus insgesamt zugute.

Behandlung
- Trinken Sie mehrmals täglich einige Schlucke Kombucha.
- Häufiges Gurgeln mit Kombucha vertreibt Heiserkeit und Halsentzündungen.
- Nehmen Sie zu Beginn der Erkältung ein warmes Wannenbad (nicht bei Fieber!) mit einem Zusatz von gut vergorener Kombucha oder Kombucha-Essig.
- Tees für den Kombucha-Ansatz in der Erkältungszeit: Hibiskus oder Hagebutte.
- Bewährte Kräutertees, die mit Kombucha im Wechsel getrunken werden können, sind beispielsweise Holunderblüten, Lindenblüten, Salbei oder Thymian.

Frauenleiden

Symptome Schmerzhafte Unterleibskrämpfe, Kopfschmerzen, Rückenschmerzen, Hitzewallungen, Schweißausbrüche, innere Unruhe, Angstgefühle und Reizbarkeit oder auch nur ein allgemeines Unbehagen.

Hintergrund An den Tagen vor den Tagen, aber auch in den Wechseljahren haben manche Frauen Missempfindungen, die von hormonell bedingten Veränderungen herrühren und in sehr unterschiedlicher Ausprägung auftreten.

Kombucha hat verschiedenen Erfahrungsberichten zufolge einen nicht zu unterschätzenden Einfluss auf das hormonelle Geschehen. Hier spielen unter anderem die nervenstärkende B-Vitamine sowie die Mineralstoffe Kalzium und Magnesium eine Rolle, die besonders bei »PMS«, dem »prämenstruellen Syndrom«, Krämpfen und Schmerzen vorbeugen.

- Trinken Sie vier bis sechs Wochen lang mehrmals täglich Kombucha. Dann eine Pause von ein bis zwei Wochen einlegen und die Kur wiederholen. *Behandlung*
- Legen Sie sich ein Kombucha-getränktes Tuch auf den Unterleib, decken Sie es mit trockenen Tüchern ab.
- Entspannen Sie sich in einem warmen Wannenbad, geben Sie mindestens einen Liter Kombucha oder eine Tasse Kombucha-Essig hinzu.

Gallenbeschwerden

Völlegefühl im Oberbauch, Schmerzen unter dem rechten Rippenbogen, allgemeines Unwohlsein, abwechselnd Durchfall und Verstopfung. *Symptome*

Wenn fette Speisen schlecht vertragen werden, ist dies meist ein Zeichen, dass die Gallenblase nicht genügend Galle absondert. Behindern Grieß und Steine den Abfluss der Gallenflüssigkeit, kann das schmerzhafte Koliken auslösen. An Entzündungen und Infektionen der Galle (die vom Arzt oder Heilpraktiker behandelt werden sollten) sind meist Gallensteine beteiligt. *Hintergrund*

Kombucha regt mit seinen verdauungsfördernden Eigenschaften auch die Funktion der Gallenblase an.

- Trinken Sie regelmäßig ein kleines Glas Kombucha zu den Mahlzeiten. *Behandlung*
- Verwenden Sie Kombucha-Essig mit zerhacktem Knoblauch als Würzmittel. Das fördert den Gallenfluss.
- Bewährte Heilkräuter-Tees, die im Wechsel mit Kombucha getrunken werden können: Schöllkraut, Gelbwurz, Erdrauch und Löwenzahn.

Gicht

Die quälenden pochenden Schmerzen treten meist nachts auf. Die Haut ist rot und heiß, das Gelenk schwillt an. Meist ist das Grund- *Symptome* gelenk der großen Zehe als Erstes davon betroffen, seltener das Knie, die Finger- oder Handgelenke. Fieber, Schüttelfrost und hoher Blutdruck können hinzukommen. Bei der chronischen Gicht finden sich Knötchen an den Gelenken, den Ohren, in Schleimbeuteln, Muskeln und Sehnenscheiden.

Hintergrund Gicht ist eine Stoffwechselerkrankung, bei der sich Harnsäurekristalle im Gewebe ansammeln. Dass es überhaupt dazu kommt, hängt ursächlich mit einem Enzymdefekt zusammen. Durch diese angeborene Störung bildet der Körper mehr Harnsäure, als Nieren und Darm bewältigen können, mit der Folge, dass die Rückstände sich in schlecht durchblutetem Gewebe festsetzen. Die Gicht wird zudem, so nimmt man an, durch zu viel purin- und aminosäurereiche Nahrung, zu viel Alkohol oder körperliche Anstrengung ausgelöst.

Kombucha hilft dem Körper, überflüssige Stoffwechselschlacken rascher loszuwerden. Das ist wichtig, damit überschüssige Harnsäure sich nicht festsetzen kann. Obwohl auch schwarzer Tee Purine enthält, die von der Leber in Harnsäure umgewandelt werden, fällt das bei dem mit Schwarztee angesetzten Gärgetränk nicht ins Gewicht. Der Kombucha-Pilz braucht die Purine für den eigenen Stoffwechsel. Was die Mikroorganismen hernach in die Gärflüssigkeit abgeben, ist eine gut lösliche Verbindung, mit der unser menschlicher Stoffwechsel bestens klarkommt.

Behandlung
- Machen Sie eine Kombucha-Kur: Trinken Sie vier bis sechs Wochen lang mehrmals täglich Kombucha. Dann eine Pause von ein bis zwei Wochen einlegen und die Kur wiederholen.
- Heilkräuter für den Kombucha-Ansatz: Hagebutte, Pfefferminze oder Schafgarbe.
- Mischen Sie Ihr fertig vergorenes Kombucha-Getränk mit Kirschsaft. Kirschen wird bei Gicht eine schmerzlindernde Wirkung nachgesagt.
- Das gilt für alle Kräutertees: Verwenden Sie für den Kombucha-Ansatz möglichst nur eine Sorte, zusammen mit grünem oder schwarzem Tee.

Gicht – Hautprobleme

Harnwegsinfektionen

Symptome
Plötzlicher Harndrang und brennende Schmerzen beim Wasserlassen. Der Urin ist meist trübe, mitunter sogar blutig verfärbt. Es können Fieber, ziehende, stechende oder wellenartige Schmerzen sowie Schüttelfrost, Übelkeit und Erbrechen hinzukommen.

Hintergrund
Die Entzündung der Harnblase wird häufig durch Bakterien oder Pilze ausgelöst, die aus dem Darm oder beim Geschlechtsverkehr in die Harnröhre gelangen. Frauen sind davon häufiger als Männer betroffen, die eine längere Harnröhre haben. Anhaltender Harndrang bei nur gering gefüllter Blase (»Reizblase«) wird nicht selten von vegetativen und hormonellen Störungen hervorgerufen. Die Infektion kann von der Blase auf die Nieren übergreifen. Die Schmerzen werden krampfartig, wenn es zu einem Rückstau von Harn kommt, zum Beispiel weil Steine zu wandern beginnen und sich im Harnleiter festklemmen. Solche mineralischen Ablagerungen können sich unter anderem durch eine Überproduktion von Harnsäure in der Niere oder Blase bilden.

> Eine allgemeine Abwehrschwäche kann zu wiederholten Infektionen der Harnwege führen.

Kombucha rückt mit ihren wertvollen Säuren, allen voran der Usninsäure und der rechtsdrehenden Milchsäure, den krankmachenden Bakterien frühzeitig zu Leibe. Überdies, so haben Tierversuche gezeigt, scheint Glukonsäure Blasensteine so zu zersetzen, dass die winzigen Überbleibsel mühelos ausgeschieden werden.

Behandlung
- Trinken Sie vier bis sechs Wochen lang mehrmals täglich Kombucha. Dann eine Pause von ein bis zwei Wochen einlegen und die Kur wiederholen.
- Kräutertees in Kombination mit Kombucha: Bärentraube bei Entzündungen, Goldrute zur Durchspülung der Harnwege – auch bei Harnsteinen und Nierengrieß – sowie Orthosiphonblätter bei chronischen Harnwegsinfekten.

Hautprobleme

Symptome
Mitesser, Pickel und Pusteln, Blasen, Schorf und Schuppen sind nur einige der äußeren Zeichen, mit denen die Haut auf innere und äußere Irritationen reagiert.

Hintergrund

Schuld daran ist oft eine schlecht funktionierende Verdauung. Zu viele Abfall- und Giftstoffe bleiben unausgeschieden und lagern sich in der vielschichtigen Schutzhülle des Körpers ein.

Allergische Hautreaktionen, die sehr häufig mit quälendem Juckreiz einhergehen und durch eine Überempfindlichkeit gegenüber bestimmten Nahrungsmitteln (Fisch, Muscheln, Käse, Nüsse), Medikamenten oder Stoffen aus der Umwelt (Pollen, Reinigungsmittel, Schmuck) hervorgerufen werden, hängen ebenfalls mit der Verdauung und ihrem Einfluss auf das Abwehrsytem zusammen.

Ferner können Bakterien, Viren und Pilze und andere Erreger die Haut befallen und in den Organismus eindringen. Das gelingt ihnen am besten, wenn die äußere Abwehr, der natürliche Säureschutzmantel, beschädigt ist. Viele Seifen, »waschaktive« Badezusätze, aber auch Kosmetika mit chemischen Beimengungen schaden der Haut mehr, als sie nützen. Manche Viren, beispielsweise die Erreger der Herpesbläschen oder der Gürtelrose, haben besonders dann ein leichtes Spiel, wenn die körpereigene Abwehr insgesamt geschwächt ist. Nicht zuletzt können seelische Belastungen, Nervosität, Schlafstörungen und Stress sichtbare Spuren auf der Haut hinterlassen.

Kombucha fördert die Regeneration der Haut von innen und schont – äußerlich angewendet – den Säureschutzmantel.

Kombucha begünstigt die Regeneration der Haut von innen, indem sie die Ausscheidung der Stoffwechselschlacken über den Darm unterstützt und zugleich das Immunsystem stabilisiert.

Äußerlich angewendet schont Kombucha den Schutzmantel aus feuchtigkeitsbindenden Stoffen und Fetten, da der pH-Wert des Gärgetränks dem der Haut nahekommt. Besonders hautfreundlich ist der hohe Gehalt an Hefen. Die sanfte Hautpflege mit Kombucha trägt nicht nur zum Wohlbefinden bei, sie kann auch der Entstehung von Hautkrankheiten vorbeugen.

Bei kleinen Wunden entfaltet Kombucha ihre entzündungshemmenden Kräfte gleich an Ort und Stelle. Zur raschen Wundheilung können Sie die Gärflüssigkeit verwenden, aber auch der Pilz selbst ist geeignet.

Hautprobleme – Impotenz

- Betupfen Sie die gerötete, gespannte und empfindliche Haut mit Kombucha. *Behandlung*
- Tränken Sie ein Tuch mit Kombucha und legen Sie es auf die entzündeten Hautareale.
- Halten Sie den Kopf über eine Schüssel mit heißem Kombucha-Essig. Schließen Sie die Augen und lassen Sie den Dampf einige Minuten auf die Haut einwirken. Das bringt Pickel und Mitesser zum Verschwinden.
- Mischen Sie Kombucha-Essig mit klarem Wasser (1:2) und reinigen Sie damit die Haut.
- Streichen Sie auf die gereinigte Haut die Zutaten einer Kombucha-Maske auf Gesicht, Hals und Dekolletee. Sie können stattdessen auch einen jungen Kombucha-Pilz für ein paar Minuten auf die strapazierte Haut legen.
- Pilzauflagen sollen übrigens auch Warzen zum Verschwinden bringen. (Machen Sie bei empfindlicher Haut vorher den auf Seite 103 beschriebenen Allergietest.)
- Das lindert den Juckreiz nach einem Insektenstich: Betupfen Sie die Einstichstelle mit stark vergorenem Kombucha-Essig.
- Bei Kopfjucken Kombuchaflüssigkeit mit Brennesselsaft mischen und einmassieren.
- Bei Fußpilz sind regelmäßige Waschungen oder Fußbäder mit Kombucha-Essig sinnvoll.
- Nehmen Sie ein warmes Vollbad mit gut einem Liter Kombucha oder einer großen Tasse Kombucha-Essig.

Kombucha-Essig lindert den Juckreiz bei Insektenstichen.

Heuschnupfen
Siehe Allergischer Schnupfen, Seite 71.

Impotenz
Unfähigkeit, den Liebesakt befriedigend zu vollziehen. Nachlassen des sexuellen Verlangens. *Symptome*

Die Potenzstörung beim Mann kann verschiedene organische und funktionelle Ursachen haben. Sie kann auch die Nebenwirkung *Hintergrund* eines rezeptpflichtigen Medikamentes sein. Ferner können psychische Faktoren wie Sorgen, Angst, Depressionen, Schuldgefühle, Beziehungsprobleme und zu großer Leidensdruck eine Rolle spielen. Nicht zuletzt kann körperliche Anstrengung die Manneskraft vorübergehend schwächen.

Kombucha hat in der russischen Volksmedizin als potenzsteigerndes Mittel einen festen Platz. Die Wirkung soll darauf beruhen, dass die Inhaltsstoffe des Getränks die Verkalkung der Arterien verhindern und somit die Durchblutung des männlichen Gliedes gewährleisten. Auch einige bundesdeutsche Naturheiler sind von der erektionsfördernden Kraft der Kombucha überzeugt.

Behandlung
- Trinken Sie vier bis sechs Wochen lang mehrmals täglich Kombucha. Dann eine Pause von ein bis zwei Wochen einlegen und die Kur wiederholen.
- Reiben Sie sich morgens von Kopf bis Fuß mit gut vergorener Kombucha ein.
- Heilpflanzen für den Kombucha-Ansatz: Ginsengwurzel zur Steigerung der sexuellen Leistung; Damiana zur Anregung des sexuellen Verlangens. Weitere Zusätze: Bohnenkraut oder Rosmarin.
- Reiben Sie morgens den ganzen Körper mit Kombucha-Tee ein.

Ischias

Symptome Schmerzen ziehen vom Lendenbereich über das Gesäß bis zum Bein, manchmal bis zum Fuß. Typisch ist, dass die plötzlich oder langsam auftretenden Schmerzen meist nur auf einer Körperseite und bei Bewegung besonders heftig zu spüren sind.

Hintergrund Zu den Schmerzen kommt es häufig durch eine Fehlstellung der Wirbelsäule und der Hüften, wenn eine Nervenwurzel eingeklemmt ist. Außerdem können Erkältungen, Infektionen und andere Veränderungen sowie entzündliche Prozesse den Ischiasnerv reizen.

Behandlung
- Trinken Sie zur allgemeinen Steigerung der körpereigenen Abwehr vier bis sechs Wochen lang mehrmals täglich Kombucha. Dann eine Pause von ein bis zwei Wochen einlegen und die Kur wiederholen.

Ischias – Kopfschmerzen

- Legen Sie bei akuten Schmerzen den Pilz auf die betroffene Stelle. Mit einem Tuch locker fixieren. Spätestens nach zwanzig Minuten abnehmen. Eventuell vorher den »Allergietest« in der Ellenbeuge machen (siehe Seite 103).
- Nehmen Sie ein warmes Vollbad, dem Sie Kombucha zusetzen.
- Reiben Sie die schmerzenden Partien mit gut vergorener Kombucha oder Kombucha-Essig ein.
- Heilpflanzen für den Kombucha-Ansatz: Rosmarin, Brennesselkraut oder Holunderblüten. Außerdem: Johanniskraut, das hat eine entspannende, nervenberuhigende und entzündungshemmende Wirkung.

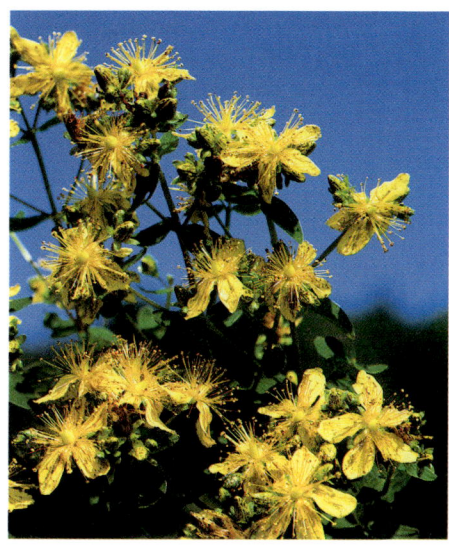

Johanniskraut

Kopfschmerzen, Migräne

Dumpfer Druck, Klopfen, Stechen oder Bohren hinter der Stirn, den Schläfen oder unter dem Scheitel. Bei der Migräne ist der plötzlich einsetzende Schmerz meist auf eine Kopfseite beschränkt oder er wechselt von einer Seite zur anderen. Der pulsierende oder stechende Schmerz zieht vom Nacken nach vorn bis zu den Schläfen. Er geht oft mit Übelkeit, Schwindel, Lichtscheu und Lärmempfindlichkeit einher. *Symptome*

Bei einer ganzen Reihe von Krankheiten kommt es zu Schmerzen im Kopfbereich. Häufige Auslöser sind Allergien, Bluthochdruck, Leber- und Nierenstörungen, Verstopfung, Muskelverspannungen und Erkältungen. Zudem können Wetterwechsel und seelische Einflüsse Kopfschmerzen auslösen. Manchmal sind sie lediglich Zeichen von Übermüdung oder einer harmlosen Unpässlichkeit. *Hintergrund*

Die Ursachen der Migräne sind noch nicht restlos geklärt. Man nimmt unter anderem an, dass verkrampfte Blutgefäße im Gehirn an der Entstehung der Migräne beteiligt sind.

Kombucha kann aufgrund ihrer entschlackenden und entgiftenden Eigenschaften Kopfschmerzen vorbeugen und beseitigen.

Das betrifft auch Kopfschmerzen, die aufgrund von Muskelverspannungen entstehen, da Kombucha eine Übersäuerung der Muskeln verhindert. Nicht zuletzt bringt das Gärgetränk wegen seiner abwehrsteigernden Effekte die Kopfschmerzen zum Abklingen.

Behandlung
- Trinken Sie täglich zwischen den Mahlzeiten ein Glas Kombucha. Pausieren Sie nach vier Wochen eine Woche und wiederholen Sie die kurmäßige Anwendung.
- Bei heißem Kopf: Tränken Sie ein Tuch mit Kombucha-Essig und legen Sie es auf die schmerzende Kopfpartie.
- Entstehen die Kopfschmerzen aufgrund von zu hohem Blutdruck, kann eine Kombucha-Mischung aus Weißdorn und grünem Tee helfen.
- Heilpflanzen für den Kombucha-Ansatz: Baldrian, Johanniskraut, Lavendelblüten, Melisse, Mistel, Pfefferminze, Salbei oder Weidenrinde.

Krampfadern

Symptome Die oberflächlichen Venen an den Beinen sind vergrößert, geschwollen und verlaufen in bläulichen Schlangenlinien. Die Beine können sich schwer, heiß und prall anfühlen.

Hintergrund Krampfadern können durch eine (ererbte) Bindegewebsschwäche entstehen, durch einseitige Belastung der Beine, auch in der Schwangerschaft, sowie durch vernarbte Gefäße nach Operationen und Verletzungen. (Krampfadern können auch an anderen Stellen des Körpers entstehen, zum Beispiel an der Speiseröhre.) Während kleine Besenreiser (Varizen) eher ein kosmetisches Problem sind, können größere Krampfadern sich schmerzhaft entzünden und Geschwüre an den Unterschenkeln verursachen.

Kombucha kann wegen ihrer gefäßschützenden Wirkung innerlich wie äußerlich hilfreich sein.

Behandlung
- Trinken Sie vier bis sechs Wochen lang mehrmals täglich Kombucha. Dann eine Pause von ein, zwei Wochen einlegen und die Kur wiederholen.

Kopfschmerzen – Magenbeschwerden

- Massieren Sie behutsam die Krampfadern mit gut vergorener Kombucha ein.
- Bewährte Heilkräuter-Tees, die in Kombination mit Kombucha getrunken werden sollten: Steinklee (Honigklee) wegen seiner positiven Wirkungen auf den Lymphfluss sowie Löwenzahn und Schafgarbe, die ebenfalls den Abtransport von Flüssigkeit aus dem Gewebe fördern.
- Ein Tuch mit Kombucha-Essig tränken, etwa zehn Minuten ins Gefrierfach legen, danach die betroffene Beinregion damit bedecken. Sobald es sich erwärmt hat, das Tuch gut auswaschen und die Prozedur noch ein- bis zweimal wiederholen.

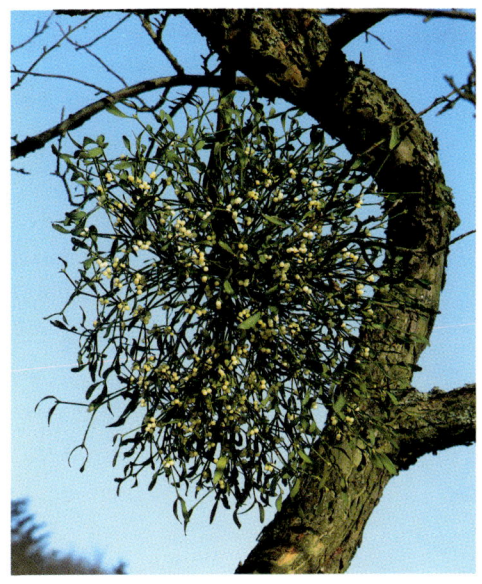

Die Mistel hilft bei Kopfschmerzen.

Magenbeschwerden

Symptome
Druck, Völlegefühl, Blähungen, Aufstoßen, Übelkeit, Sodbrennen, Erbrechen, schnelle Sättigung und Hungerschmerz, Verstopfung oder Durchfall. Manchmal auch schneidende krampfartige Schmerzen in der Magengegend.

Hintergrund
Bei allen Magenbeschwerden spielen Fehlernährung, Nervosität und Stress eine gewisse Rolle. Schneidende, krampfartige Schmerzen sind meist Zeichen, dass die Bewegungsabläufe (Motilität) im Magen-Darm-Bereich gestört sind, ohne dass dabei eine organische Grunderkrankung vorliegt. Bei solch einem nervösen Reizmagen ist die Schleimhaut nur selten entzündet. Bei der Gastritis hingegen ist sie durch Viren oder Bakterien (zum Beispiel *Helicobacter pylori*) angegriffen.

Kombucha hilft dem Magen, seine normale Funktion wiederzuerlangen. Das Gärgetränk hat bei richtiger Zubereitung in etwa den gleichen Säuregehalt wie der Magensaft. Daher kann es den Magen bei der Verarbeitung schwerverdaulicher Speisen wirksam unterstützen. Seine allgemein vitalisierenden und stressmindernden

Eigenschaften wirken sich zudem bei nervösen Magenbeschwerden insgesamt positiv aus.

Behandlung
- Trinken Sie täglich Kombucha zum Essen. Finden Sie heraus, wie Ihnen das Getränk am besten bekommt: vor, zu oder nach den Mahlzeiten. Falls Sie zu Sodbrennen neigen, sollten Sie Kombucha unter Umständen nicht auf nüchternen Magen trinken.
- Legen Sie sich ein mit Kombucha-Essig getränktes Tuch auf den Leib und decken Sie es mit trockenen Tüchern ab.
- Bewährte Magen-Tees, die bei akuten Beschwerden mit Kombucha im Wechsel getrunken werden können: Echte Kamille, Pfefferminze oder Melisse. Bei chronischen Magenbeschwerden: Benediktenkraut, Engelwurz, Enzian, Galgant, Ingwer und Tausendgüldenkraut.

Menstruationsbeschwerden
Siehe Frauenleiden, Seite 80.

Müdigkeit, Erschöpfung

Symptome Übermäßiges Schlafbedürfnis, Mattigkeit, Antriebsarmut, Appetitlosigkeit und Nervenschwäche.

Hintergrund Müdigkeit und Erschöpfung können die Folgen einer unausgewogenen Nährstoffzufuhr, von Krankheiten, seelischen Belastungen oder Schadstoffeinwirkungen sein. Wenn die Erschöpfung sich nach geistiger Arbeit, körperlicher Anstrengung oder massivem Schlafmangel einstellt, ist das ein normaler Vorgang. Chronische Müdigkeit und Erschöpfung sind jedoch stets Warnzeichen des Körpers.

Kombucha ist als erfrischender Muntermacher genau das richtige Getränk, um einen wieder auf die Beine zu bringen. Dafür sorgen nicht allein geringe Mengen an Koffein und Alkohol. Es stecken viele wertvolle Biostoffe in dem prickelnden Elixier, die einen möglichen Mangel an Vitaminen und Mineralstoffen ausgleichen, wie z. B. bei der Frühjahrsmüdigkeit. Zudem unterstützt Kombucha das Immunsystem und fördert durch seine stoffwechselanregenden Effekte die natürliche Entgiftung und Entschlackung.

- Nehmen Sie morgens ein heißes Vollbad mit dem Zusatz von einem Liter Kombucha oder einer Tasse Kombucha-Essig.
- Ein Glas Kombucha mit gehacktem Knoblauch verrühren, schluckweise zwischen den Mahlzeiten trinken.
- Ein Kombucha-Ansatz mit den belebenden Mate-Teeblättern vertreibt die psychische und physische Erschöpfung.

Behandlung

Muskelschmerzen

Einzelne Muskeln schmerzen oder es kommt zu Krämpfen. Schmerzhafte Verspannungen mit einem Steifigkeitsgefühl können von ganzen Muskelgruppen ausgehen. Besonders anfällig sind die Nacken-Schulter-Partie und die Lendenregion.

Symptome

Während der typische »Muskelkater« sich nach zu starken, zu häufigen oder zu schnellen Bewegungen einstellt, sind schmerzhafte Muskelverspannungen meist eine Folge von Nässe, Kälte, einseitiger Beanspruchung oder seelischen Belastungen. Dabei kann es sich auch um eine rheumatische Entzündung handeln (siehe Seite 92). Manche Muskelentzündungen gehen auf das Konto von Bakterien und Viren. Regelrechte Muskelkrämpfe sind möglicherweise Symptome einer Nerven- oder Venenentzündung oder können von Stress und Mineralstoffmangel (Kalzium, Magnesium) ausgelöst werden.

Hintergrund

Ein Vollbad mit Kombucha-Zusatz vertreibt Müdigkeit und Muskelschmerzen.

Kombucha hält den Muskelkater in Schach, indem sie unter anderem einer Übersäuerung der Muskeln entgegenwirkt (siehe auch Seite 35). Verspannungen und Entzündungen klingen schneller ab, da Kombucha dem Körper hilft, schädliche Substanzen und überschüssige Abfallprodukte des Stoffwechsels schneller loszuwerden.

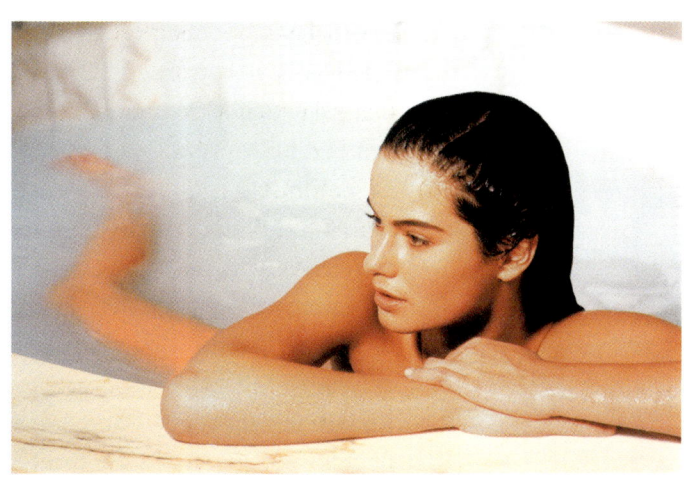

Behandlung
- Nehmen Sie ein heißes Vollbad, dem Sie einen halben Liter Kombucha-Essig zugeben.
- Trinken Sie bei akuten Schmerzen über den Tag verteilt mindestens einen Liter Kombucha zwischen den Mahlzeiten. Geben Sie in Ihr fertiges Kombucha-Getränk einen Schuss Brennesselsaft (aus der Apotheke). Das wirkt entkrampfend.
- Massieren Sie morgens, mittags und abends die schmerzenden Körperteile mit Kombucha-Essig ein.
- Machen Sie vorbeugend eine Kombucha-Kur: Trinken Sie vier bis sechs Wochen lang mehrmals täglich Kombucha. Dann eine Pause von ein bis zwei Wochen einlegen und die Kur wiederholen.

Rheumatische Beschwerden

Symptome Wandernde und ziehende Schmerzen in Muskeln, Gelenken und Sehnen. Mitunter sind die Gelenke verformt, es bilden sich Knötchen, die Beweglichkeit ist meist eingeschränkt. Betroffen sind hauptsächlich Rücken, Nacken, Schultern, Brustkorb, Arme und Hände sowie Beine, Füße und Hüften.

Hintergrund Rheuma ist ein Begriff für mehr als hundert Krankheiten mit sehr unterschiedlichen Ursachen – die aber eines gemeinsam haben: einen zeitweise entzündlichen Prozess. Bei der »Arthritis« zum Beispiel sind die Gelenke entzündet und geschwollen. An dieser häufigsten Form des entzündlichen Rheumas ist das Immunsystem beteiligt.

Bei der »Arthrose« ist das Gelenk verschlissen, das Knorpelgewebe hat sich abgenutzt. Abgeschmirgelte Knorpelstückchen und entzündliche Prozesse (»aktivierte« Arthrose) schädigen das Gelenk zusätzlich. Jede Bewegung schmerzt, weil nicht mehr genug von der schützenden »Gelenkschmiere« vorhanden ist. Beim »Weichteilrheuma« sind am häufigsten Sehnenscheiden und Schleimbeutel entzündet. Es kann aber auch der ganze Körper schmerzen, wenn Muskeln, Schleimhäute, Sehnen oder das Bindegewebe in Mitleidenschaft gezogen sind. Man ist schnell erschöpft, schläft schlecht, die Hände sind gefühllos, und es können sich depressive Zustände einstellen.

Auch die »Osteoporose« zählt zum rheumatischen Formenkreis. Es handelt sich dabei um eine schleichende Entkalkung der Knochen, die – besonders bei Frauen – zum Knochenschwund führt mit dem Risiko, dass es zu Brüchen der Wirbelkörper oder Oberschenkelhalsknochen kommt.

Kombucha hat sich, kurmäßig getrunken, bei allen Formen von Rheumatismus bewährt. Das hat unter anderem mit ihren positiven Einflüssen auf den Zellstoffwechsel sowie auf die Harnsäure- und Blutfettwerte zu tun, ebenso mit den entgiftenden und entschlackenden Effekten von Kombucha, ihren antibiotischen Kräften und nicht zuletzt mit ihrer regulierenden Wirkung auf die Darmflora und die damit verbundene Stabilisierung des Immunsystems.

> *Eine Kur mit Kombucha hilft bei allen rheumatischen Erkrankungen.*

Behandlung

- Trinken Sie vier bis sechs Wochen lang mehrmals täglich Kombucha. Dann eine Pause von ein bis zwei Wochen einlegen und die Kur wiederholen.
- Heilkräuter-Tees für den Kombucha-Ansatz oder in Kombination mit der fertig vergorenen Flüssigkeit: Brennessel (Extrakt aus dem Unkraut dämpft die Wirkung von körpereigenen Zytokinen, Botenstoffen des Immunsystems); Teufelskralle (Teedroge oder Trockenextrakt aus der südafrikanischen Harpago-Wurzel wirkt schmerzlindernd und entzündungshemmend; auch bei Rückenschmerzen); Weidenrinde (die Acetylsalicylsäure, kurz ASS, leitet sich davon ab; die reine Natursubstanz ist ein magenfreundliches Rheumamedikament); Weihrauch (traditionelle indische Medizin; Weihrauchsträucher enthalten die entzündungshemmenden Boswelliasäuren).

Verstopfung

Der Darm entleert sich zu selten, mit nur kleinen Mengen, der Stuhl ist hart und stark eingedickt.

Symptome

Im Idealfall kann man jeden Tag seinen Darm entleeren. Wem das nicht gelingt, der muss deshalb aber noch nicht an Verstopfung leiden. Die Stuhlganghäufigkeit ist von Mensch zu Mensch verschieden. Manche müssen dreimal am Tag, andere nur jeden dritten Tag

Hintergrund

Gesund mit Kombucha

Kombucha stabilisiert die natürliche Darmflora und beugt damit einer Verstopfung vor.

ihr »großes Geschäft« erledigen. Charakteristisch für eine Verstopfung ist, dass der Darm länger als fünf Tage nicht entleert werden kann und danach seinen Inhalt nur unter starkem Pressen freigibt. Appetitlosigkeit, Völlegefühl, Blähungen und Bauchschmerzen können damit einhergehen. Sofern keine organischen Ursachen vorliegen, können ballaststoffarme Ernährung, zu geringe Flüssigkeitsaufnahme, psychische Belastungen, Medikamente, zu wenig Bewegung und nicht zuletzt eine Fehlbesiedelung der Darmflora der Grund dafür sein, dass das Ausleitungsorgan zu träge und zu langsam arbeitet. Die Mikroorganismen in den nicht entsorgten Nahrungs- und Stoffwechselresten erzeugen übermäßige Fäulnis- und Gärungsgifte, die auf den Darm und die übrigen Organe einwirken. Kombucha regt die Bewegung der Darmwände an und wirkt mild abführend. Die in dem Gärgetränk enthaltenen Organismen stabilisieren die natürliche Darmflora. Zudem kann die in der Kombucha vorkommende rechtsdrehende Milchsäure die fäulnisbildenden Bakterien in Schach halten.

Behandlung
- Trinken Sie das erste Glas Kombucha auf nüchternen Magen, alle weiteren Portionen jeweils vor den Mahlzeiten.
- Trinken Sie vier bis sechs Wochen lang mehrmals täglich Kombucha. Dann eine Pause von ein bis zwei Wochen einlegen und die Kur wiederholen.
- Mischen Sie das fertige Kombucha-Getränk mit den folgenden »darmanregenden« Heilpflanzentees: Löwenzahnwurzel, Echte Kamille, Fenchelsamen. Ringelblumenblüten, Himbeerblätter, Sennesfrüchte, Faulbaumrinde, Holunderbeeren oder Tausendgüldenkraut.

Zahnfleischentzündungen

Symptome Das Zahnfleisch ist gerötet und geschwollen und neigt zu leichter Blutung.

Hintergrund Die eigentliche Ursache für Zahnfleischentzündungen (Gingivitis) sind Zahnbeläge und Zahnstein. Sie sind ein idealer Nährboden für schädliche Bakterien, die zunächst kleine Entzündungen am Zahnfleisch hervorrufen. Über kurz oder lang löst sich das Zahnfleisch vom Zahn – so dass sich in den Zahnfleischtaschen noch mehr von den schädlichen Mikroorganismen zerstörerisch ans Werk machen können (Parodontitis). Die Gefahr dabei: Ist der Zahnhalteapparat entzündet, lockern sich über kurz oder lang die Zähne und fallen im Spätstadium aus. Als »Parodontose« bezeichnet man fachsprachlich den nichtentzündlichen Zahnfleischschwund.

Kombucha hat hier, wie bei Halsschmerzen und Heiserkeit auch, eine unmittelbare Wirkung auf die Bakterienflora in den Mundschleimhäuten.

- Nehmen Sie etwas gut vergorene Kombucha in den Mund und ziehen Sie die Flüssigkeit mehrmals durch die Zähne. Bewegen Sie die Kombucha im Mund und in den Backentaschen, solange Sie können und mögen. Sie können den Mund auch mit wasserverdünntem Kombucha-Essig (zwei Teile Wasser, ein Teil Essig) spülen.
- Regelmäßige Mundpflege mit Kombucha hilft Zahnfleischentzündungen vorzubeugen.

Behandlung

Schlank und fit mit Kombucha

Kombucha, das prickelnde Gärgetränk, hat schon vielen Übergewichtigen dazu verholfen, ihre Fettpölsterchen auf Dauer loszuwerden – und das bei optimaler körperlicher und geistiger Leistungsfähigkeit. Dabei ist Kombucha keineswegs ein Appetitzügler. Das Heilgetränk dämpft weder den Hunger noch ist es ein vollwertiger Nahrungsmittelersatz.

Dass die Pfunde dennoch purzeln, hat damit zu tun, dass Kombucha die Verdauung normalisieren und den gestörten

Kombucha hilft Ihnen, schlank zu werden und schlank zu bleiben.

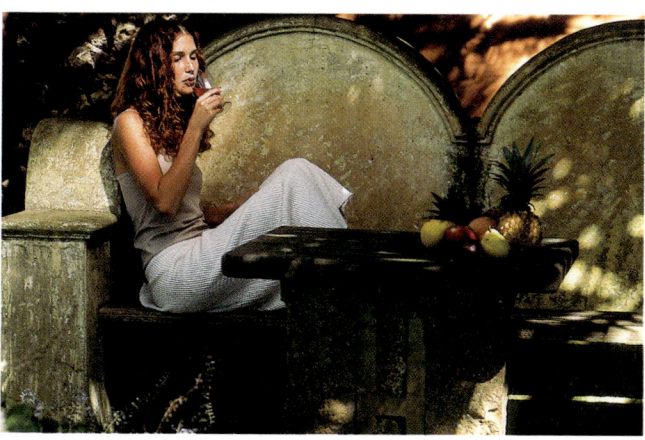

10 Tipps fürs richtige Abnehmen

1. Lassen Sie die Kombucha mindestens zehn Tage lang gären, damit ihr Gehalt an Zucker sinkt und der Säuregehalt kräftig genug ist, um die Fettpölsterchen wegzuschmelzen.
2. Trinken Sie täglich auf nüchternen Magen sowie vor dem Essen ein Glas Kombucha.
3. Sobald sich das Gewicht normalisiert hat, können Sie die weniger saure, junge Kombucha zu Ihrem Hausgetränk machen. Denken Sie aber daran, nach zwei bis drei Monaten eine mehrtägige Pause einzulegen, um einen Gewöhnungseffekt zu vermeiden.
4. Reiben Sie morgens den Körper mit Kombucha-Essig ein.
5. Nehmen Sie einmal wöchentlich ein Vollbad, dem Sie einen Liter Kombucha zugeben.
6. Essen Sie ausgewogen und abwechslungsreich, aber immer in Maßen. Stellen Sie die Mahlzeiten stets neu zusammen, damit der Körper alle notwendigen Nährstoffe sowie Vitamine, Mineralstoffe und Spurenelemente bekommt. Bei einer gesunden Mischkost können sich auch weniger Schadstoffe von einer Sorte ansammeln.
7. Die Nahrung sollte so naturbelassen wie möglich sein, das entlastet die Verdauungsorgane. Greifen Sie zu Lebensmitteln, die ohne chemische Zusätze hergestellt werden.
8. Bevorzugen Sie Obst und Gemüse aus kontrolliert biologischem Anbau sowie Fleisch und Fisch von Tieren, die ohne Masthilfen, ohne die überflüssige Gabe von Antibiotika oder Hormonen aufgewachsen sind.
9. Versuchen Sie nicht, zu schnell zu viel abzunehmen. Die verminderte Nährstoffzufuhr könnte sonst das Immunsystem schwächen.
10. Finden Sie selbst heraus, welche Nahrung ihnen besonders gut bekommt, und lernen Sie, auf Ihren Körper zu hören.

Stoffwechsel wieder ins Gleichgewicht bringen kann. Indem sie die Mikroorganismen in der Darmflora dabei unterstützt, die Nährstoffe besser aufzuschlüsseln, hilft Kombucha dem Organismus, die Kalorien besser umzusetzen und sich gründlich von schlecht verdaulichen oder giftigen Stoffen zu befreien.

Von diesen regulierenden Effekten profitieren die Dicken – aber auch die Dünnen unter uns. Wer unter Appetitlosigkeit leidet, bekommt wieder Lust aufs Essen (siehe Seite 72), wer ein paar Kilogramm zu viel auf die Waage bringt, steuert allmählich wieder sein persönliches Wohlfühlgewicht an, denn der Körper versucht überdies, auch die bereits im Gewebe eingelagerten Schlacken loszuwerden.

Kombucha hilft dabei, Fettpölsterchen loszuwerden.

Fasten für Leib und Seele

Diese abgemilderte Form des Heilfastens zielt nicht darauf ab, im Crash-Verfahren ein paar überflüssige Pfunde loszuwerden. Wie bei einer strengen Fastenkur geht es in erster Linie darum, Leib und Seele zu reinigen, indem man freiwillig eine Zeit lang auf Nahrung verzichtet. Durch die Zufuhr von Kombucha erhält der Körper jedoch zusätzlich viele biologisch hochwertige Stoffe, darunter Milchsäurebakterien, vitale Hefen, Enzyme, Vitamine, Mineralien und Spurenelemente. Dadurch werden sämtliche Organsysteme, vor allem aber die Stoffwechsel-, Verdauungs- und Ausscheidungsorgane, angeregt, den Körper gründlich von überflüssigen und schädlichen Stoffen zu reinigen, die sich im Blut, im Bindegewebe, in den Muskeln, Gelenken und Organen angesammelt haben.

Kombucha unterstützt den Körper bei einer Fastenkur, indem sie wertvolle Biostoffe zuführt und die Ausscheidung von Schlackenstoffen fördert.

Hinzu kommen die positiven seelisch-geistigen Effekte, die mit einer Fastenkur einhergehen, wie verbesserte Konzentration und Leistungsfähigkeit sowie ein allgemein gesteigertes Wohlbefinden.

Vor langen Kuren den Arzt befragen

Eine mehrwöchige Fastenkur mit Kombucha kann zweimal im Jahr sinnvoll sein. Sie sollte allerdings wegen ihrer durchgreifenden körperlichen Wirkungen nur unter ärztlicher Begleitung erfolgen.

Kneipp-Anwendungen, Massagen, warme Bäder und Bewegung an der frischen Luft unterstützen die Fastenkur.

Das gilt vor allem für Menschen mit einer angeschlagenen Leber. Bei diesen Langzeit-Kuren trinkt man außer reinem Wasser täglich mindestens einen Liter Kombucha. Dazu gehören alle unterstützenden Maßnahmen, wie bei den klassischen Fastenprogrammen die auch zum Einsatz kommen: Packungen, Luft- und Sonnenbäder, kneippsche Anwendungen, Einläufe, warme Bäder, Atemtraining, Massagen und körperliche Bewegung.

Beim disziplinierten Heilfasten muss man die Stoffwechselorgane schon einige Tage vor dem eigentlichen Reinigungsprozess durch eine besondere Ernährung darauf einstimmen. Auch nach der Fastenkur braucht der Körper genügend Zeit, um sich langsam wieder an die normale Kost zu gewöhnen.

Angenehm und effektiv: Entschlacken mit Kombucha

Einfacher ist es, übers Jahr hinweg immer mal wieder ein paar Entschlackungstage einzuschalten. Das hat den Vorteil, dass Sie praktisch aus dem Stand heraus damit beginnen können.

Das ideale Selbstreinigungsprogramm: Legen Sie alle paar Wochen einen oder mehrere Entschlackungstage mit Obst, Gemüse und Kombucha ein.

Das Programm für einen oder mehrere Entschlackungstage mit Kombucha ist recht unkompliziert: Essen Sie mehrmals am Tag kleine Portionen Obst und Gemüse. Trinken Sie zwischen den Mahlzeiten abwechselnd Kombucha, grünen Tee und Kräutertees sowie Pflanzensäfte (möglichst frisch zubereitet, ohne chemische Zusatzstoffe). Es sollten insgesamt an die drei Liter Flüssigkeit am Tag sein. Ideal ist eine Kombination von Kombucha und Mate-Tee. Das Nationalgetränk der Brasilianer enthält nur Spuren von ätherischem Öl und ist daher auch für den Nähransatz tauglich. Mate-Tee gilt traditionell als Schlankmacher, da er quälende Hunger- und Durstgefühle stillt. Obendrein vertreibt er geistige und körperliche Ermüdung. Wegen seines Koffeingehaltes wirkt er harntreibend und als zentral anregendes Stimulans.

Dieses kurze »Selbstreinigungsprogramm« ist vor allem dann angebracht, wenn es eine Zeit lang nicht gelungen ist, sich gesund

und ausgewogen zu ernähren. Mit dieser sanften Form der Entschlackung kommt die strapazierte Leber, der ohnehin zuviel Entgiftungsarbeit aufgebürdet wird, besser zurecht.

Doch wie schon gesagt: Weder das Fasten noch die Entschlackungstage sind als Kurzzeitmethode zur dauerhaften Gewichtsreduktion geeignet. Auf lange Sicht lässt sich das individuelle Wohlfühlgewicht nur erreichen, wenn man den Organismus das ganze Jahr über mit all den Vitalstoffen versorgt, die die Körpersäfte wieder zum Fließen bringen. Um die körperlich-seelische Stabilität zu erhalten oder wieder herzustellen, ist es ebenso notwendig, sich viel an der frischen Luft zu bewegen und sich öfter mal eine Pause zu gönnen.

Tipp: Kombucha mit Mate-Tee vertreibt Hungergefühle.

Oft reicht es schon, täglich einen flotten Spaziergang oder einige gymnastische Übungen am offenen Fenster zu machen. Um sich körperlich fit zu halten, müssen Sie keinesfalls Höchstleistungen vollbringen. Das gilt insbesondere für diejenigen, die längere Zeit überhaupt nicht körperlich aktiv waren.

Während der Kombucha-Entschlackungstage sind alle ausdauernden Bewegungsabläufe ideal, beispielsweise Wandern, Laufen, Radeln oder Schwimmen. Bei dieser Art von Freizeitsport trainieren Sie Herz, Lunge, Kreislauf und die Verdauungsorgane – ohne den Körper zu überanstrengen. Denn das Pensum der Belastung können Sie selbst bestimmen. Eine willkommene Begleiterscheinung ist, daß die gleichmäßige, intensive Bewegung den Organismus veranlaßt, vermehrt »Glückshormone« (Endorphine) zu bilden. Diese körpereigenen Schmerzstiller wirken – ähnlich wie Opium – unter anderem stimmungsaufhellend. Das ist ein überaus wichtiger Nebeneffekt, denn gute Laune und positive innere Einstellung sind eine wichtige Voraussetzung für die Harmonie zwischen Körper, Geist und Seele.

Sorgen Sie während der Entschlackungskur für ausreichend Bewegung: Wandern, Laufen, Radfahren oder Schwimmen sind ideale Sportarten, da hier der ganze Körper beansprucht wird.

Deshalb vergessen Sie bitte nicht: Planen Sie bei all Ihren Aktivitäten stets ausreichend Erholungsphasen ein. Schützen Sie Ihren Körper vor Überforderung, gefährlicher Übermüdung und der Daueranspannung, die ihn krank machen kann.

Kombucha und Kosmetik

Äußerlich angewendet ist Kombucha ein vielseitiges Pflegemittel für Haut, Haare und Nägel.

Kombucha ist ein so vielseitiges Heil- und Genussmittel, dass es nicht nur von innen, sondern auch von außen dem Körper zugute kommt. Denn selbst bei oberflächlichem Hautkontakt, wenn Kombucha beispielsweise als Badezusatz, Kompresse oder Schönheitspaste dient, regen wertvolle Biostoffe in der natürlichen Heilsubstanz den müden Stoffwechsel an. Sichtbare Zeichen der erfolgreichen Rundum-Gesundheitspflege mit Kombucha sind zarte, reine Haut, straffes Bindegewebe, kräftige Nägel und glänzende Haare.

Kombucha-Essig

Eine etwas kräftigere Variante ist der Kombucha-Essig. Er eignet sich ebenfalls als Badezusatz, zum Reinigen der Poren, als Gurgelwasser, zum Zähneputzen oder als Massage- und Einreibemittel. Kombucha-Essig ist ganz einfach herzustellen. Lassen Sie den Teepilz einige Wochen oder sogar zwei bis drei Monate länger in der Nährflüssigkeit, als das für einen leckeren Kombucha-Trunk erforderlich ist. (Der hat normalerweise nach acht bis zehn Tagen die richtige Reife.) Das ist beispielsweise während des Urlaubs eine gute Möglichkeit, die Mikroorganismen bei Laune zu halten – und den Teepilz gut über die Runden zu bringen. Die Hefen und Bakterien bilden in dieser Zeit so viel Säure, dass die Flüssigkeit pur getrunken kein Genuss mehr ist. Sie hat dann aber genau die richtige Konsistenz und den Geschmack, um als Essig verwendet zu werden. Und das nicht nur zu kulinarischen Zwecken, sondern auch zur innerlichen und äußerlichen Gesundheitspflege.

Kombucha-Essig ist auch in der Küche ein Genuss (siehe Seite 104).

Essig, Badezusatz, Kompressen

Kombucha-Badezusatz

Nehmen Sie ein behaglich warmes Vollbad und geben Sie etwas Kombucha-Essig ins Wasser. Der prickelnde Badezusatz wirkt spürbar wohltuend auf Körper und Seele.

Ein mildsaures Bad mit junger Kombucha ist wegen ihres großen Hefeanteils Balsam für die beanspruchte Haut. Im allgemeinen reicht ein halber Liter für eine Wanne voll Wasser – es kann aber auch mehr sein. Das Badewasser sollte angenehm warm, aber nicht zu heiß sein, damit möglichst viele der hitzeempfindlichen Biostoffe aus der Kombucha erhalten bleiben. Gönnen Sie Ihren Händen und Füßen ab und zu ein Erholungsbad in purer Kombucha.

Balsam für Hände und Füße: ein Erholungsbad in purer Kombucha.

Kombucha-Pflege für unreine Haut

Bei fettiger und unreiner Haut hat sich diese Rezeptur bewährt: Eine Handvoll Lavendelblüten mit einer Tasse Kombucha-Essig in ein Glas- oder Porzellangefäß geben. Mit einem Stofftuch luftdurchlässig verschließen, zwei bis drei Wochen im Kühlschrank ziehen lassen. Vor Gebrauch die Lavendelblüten abseihen. Als Badezusatz ist die gesamte Menge pur zu verwenden. Zur Gesichtspflege die fettigen Stellen leicht abtupfen. Das desinfiziert und zieht die Poren zusammen.

Kombucha-Kompressen

Tränken Sie ein Tuch mit Kombucha und legen Sie es auf die Hautareale, die besonders strapaziert oder geschädigt sind. Nehmen Sie die Kompresse ab, sobald sie sich erwärmt hat, spätestens nach zehn Minuten. Waschen Sie den Stoff mit klarem Wasser und wringen Sie ihn aus. Danach können Sie ihn erneut mit Kombucha tränken und auf die Haut legen. Diese Prozedur kann täglich wiederholt werden, bis sich die Hauptprobleme gebessert haben.

Man kann versuchsweise auch einen jungen Pilz direkt auf die Haut legen, ihn mit einem Tuch abdecken und gut fünf Minuten einwirken lassen. Bei dieser Methode ist allerdings Vorsicht angebracht. Nicht jede Haut verträgt die luftdichte Auflage. Lassen Sie

Den Pilz können Sie nach dem äußerlichen Gebrauch in separater Kombuchaflüssigkeit auffrischen und erneut als Auflage verwenden. Er sollte aber keinesfalls als Starter für eine Trinklösung dienen.

Kombucha und Kosmetik

Das Betupfen mit dem Kombucha-Pilz kann sogar gegen hartnäckige Herpesbläschen helfen.

deshalb in kurzen Abständen etwas Luft zwischen Pilz und Haut, damit es nicht zu entzündlichen Rötungen kommt.

Mit dem Pilz selbst können kleine Verletzungen schneller zum Abheilen gebracht werden. Es gibt Berichte, wonach sogar hartnäckig wiederkehrende Lippenbläschen (Herpes labialis) nach dem Betupfen mit Kombucha-Pilz binnen kurzer Zeit verschwanden.

Kombucha-Tonikum

Reiben Sie Gesicht und Hals mit frisch vergorener Kombucha oder mit wasserverdünntem Kombucha-Essig ein. Das wirkt erfrischend und belebend. Außerdem stabilisiert es den natürlichen Säureschutzmantel der Haut. Die in der Kombucha enthaltenen Hefeteilchen lösen den Talg aus den verstopften Drüsen, während die Milchsäurebakterien die Zellgifte vernichten.

Mit Holunderblüten aromatisierter Kombucha-Essig macht die Haut besonders geschmeidig. Mit einem Schuss Zitronensaft wird aus der milchsauren Flüssigkeit ein fabelhaftes Gesichtswasser, das die Haut porentief reinigt. Als kleine Erfrischung zwischendurch zu empfehlen: Füllen Sie den durchgesiebten Kombucha-Essig in eine Sprühflasche und nebeln Sie das Gesicht damit ein. Die Haut danach nicht abtrocknen, sondern den zarten Film verdunsten lassen.

Eine Gesichtspackung mit Kombucha reinigt und erfrischt die Haut.

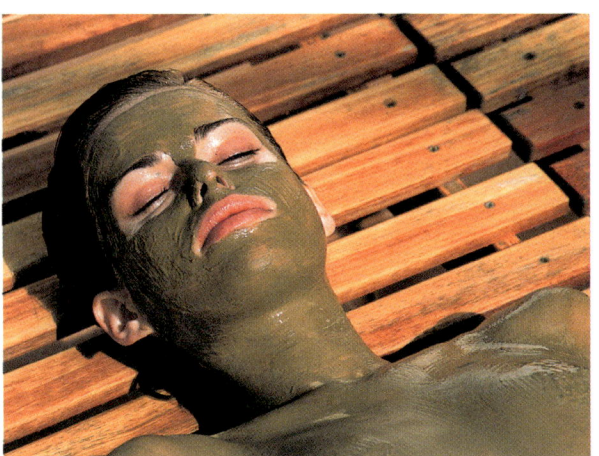

Kombucha-Gesichtspackung

Pürieren Sie einen jungen Pilz mit etwas Kombucha-Flüssigkeit zu einer geschmeidigen Masse. Das gelingt am besten mit einem elektrischen Mixgerät. Füllen Sie die Paste in ein luftdurchlässig abgedecktes Gefäß. So hält sie sich im Kühlschrank etwa drei Tage. Bei besonders unreiner Haut hat sich ein Brei aus Mandelkleie und Kombucha bewährt. Tragen Sie dieses nährstoffreiche Schönheitsmittel auf Gesicht, Hals und Dekolleté auf. Sparen Sie dabei die Augen großzügig aus, damit sie nicht gereizt werden.

Nachdem die Masse auf der Haut getrocknet ist, wird sie mit klarem Wasser abgewaschen. Anschließend die Hautpartien mit etwas Kombucha-Flüssigkeit auf einem Wattebausch nachbehandeln. Falls Sie besonders empfindliche Haut haben, sollten Sie vorher einen Verträglichkeitstest machen: Legen Sie ein Stückchen des Pilzes in die Armbeuge und prüfen Sie nach fünf Minuten, ob sich Reizungen zeigen. Falls der Test positiv ausfällt, sollten Sie auf die Pilzauflage ebenso wie auf die Maske verzichten.

Machen Sie vor der Anwendung den Kombucha-verträglichkeitstest.

Erfrischungsmaske
Eine Tasse Quark mit zwei Esslöffeln Kombucha-Essig (oder naturreinen Joghurt mit nur einem Esslöffel Kombucha-Essig) verrühren. Frisch zubereiten und auftragen. Bei empfindlicher Haut die Partie um die Augen frei lassen. Nach zwanzig Minuten Einwirkzeit mit lauwarmem Wasser abwaschen.

Kombucha-Hautcreme
Eine besonders geschmeidige Hautcreme erhalten Sie, wenn Sie das oben beschriebene Kombucha-Püree mit etwas Weizenkeimöl verrühren. Diese Vitamin-E-reiche Mixtur sollte möglichst frisch zubereitet und sofort verbraucht werden.

Kombucha-Haarintensivkur
Die Kombucha-Paste eignet sich wie auch das fertige Getränk zur intensiven Haarpflege. Massieren Sie die Kombucha-Masse gleichmäßig in die Haare und die Kopfhaut ein. Danach ein Tuch um den Kopf wickeln und die Packung gut eine halbe Stunde einwirken lassen. Anschließend die Haare gut ausspülen und an der Luft trocknen lassen.

Befeuchten Sie die gewaschenen Haare mit Kombucha-Essig – das reinigt und kräftigt.

Zur regelmäßigen Haarpflege ist Kombucha-Essig hervorragend geeignet. Die gewaschenen Haare werden damit befeuchtet und nach kurzer Einwirkzeit mit warmem Wasser gut ausgespült.

Kombucha kulinarisch

Verfeinern Sie Ihre Gerichte anstatt mit Obstessig doch einmal mit Kombucha-Essig.

Auf den Geschmack gekommen

Kombucha-Essig ist ein gesunde und schmackhafte Alternative bei allen Salaten und anderen Speisen, die Sie sonst mit Obstessig abschmecken. Außerdem lässt sich Kombucha-Essig mit Blüten oder Früchten sehr gut aromatisieren. Zum Einlegen und Konservieren von Obst und Gemüse ist der »biologisch aktive« Kombucha-Essig nur bedingt geeignet, weil nicht sicher ist, ob der Säuregehalt mindestens fünf Prozent beträgt, denn nur dann sind die eingelegten Lebensmittel längere Zeit haltbar. Auch der Geschmack der milchsauren Komposition sagt nicht jedem zu.

Das Kombucha-Getränk lässt sich mit vielen Früchten in einen fruchtigen Cocktail verwandeln: Geben Sie gedünstetes Obst – zum Beispiel Apfelstücke oder verschiedene Beerensorten wie Erdbeeren, Johannisbeeren oder Heidelbeeren – in den Krug oder in die Flasche mit der bereits abgefüllten Flüssigkeit. Im Kühlschrank kann die Mischung noch zwei, drei Tage langsam nachgären.

Mit etwas kohlensäurehaltigem Mineralwasser sowie mit Orangen- oder Zitronenscheiben und Eiswürfeln verwandeln Sie Kombucha in ein erfrischendes Sommergetränk. Wer einen kleinen Schwips nicht scheut, kann Kombucha anstelle von Mineralwasser mit Sekt oder Champagner auffüllen – oder das Gläschen Sekt mit einem Schuss Kombucha veredeln.

Kombucha als feinperliger Longdrink – das ist ein alter Hut. Schon unseren Urgroßeltern schmeckte Kombucha hervorragend auf Eis mit hochprozentigen Zugaben wie Obstler, Wodka, Rum, Kognak oder Gin.

Mein Tipp: Bereiten Sie die Eiswürfel mit Hagebutten- oder Hibiskustee zu. Das gibt dem Longdrink eine farbige Note.

Kombucha mit Sekt ergibt einen erfrischenden Sommerdrink.

> **Die richtige Würze**
>
> Für einen pikanten Kombucha-Essig haben sich diese Zutaten bewährt:
> Basilikum, Chilischoten, Estragon, Gewürznelke, Knoblauch, Lorbeerblätter, Majoran, Oregano, Pfefferkörner, Rosmarin, Senfkörner, Rotwein.
>
> Für einen fruchtig-aromatischen Kombucha-Essig können Sie diese Früchte und Kräuter verwenden:
> Himbeeren, Hibiskus, Holunder, Kapuzinerkresse, Lavendel, Melisse, Minze, Pflaumen, Rosenblätter, Zitrusfrüchte.

Kombucha lässt sich auch mit den verschiedensten Obstsäften problemlos mischen. Orangensaft, Apfelsaft, Himbeersaft, Traubensaft und viele andere vertragen sich geschmacklich sehr gut mit dem prickelnden Gärgetränk. Es gibt allerdings keine wissenschaftlichen Untersuchungen, ob sich die Wirkung von Kombucha verändert, wenn die Substanzen der verschiedenen Flüssigkeiten chemisch miteinander reagieren.

Kombucha verträgt sich geschmacklich ausgezeichnet mit vielen Fruchtsäften.

Feinschmecker kreieren nach eigenem Gusto neue Rezepte. Der Fantasie sind bei Kombucha kaum Grenzen gesetzt.

Wer bei Kombucha-Essig noch nicht auf den Geschmack gekommen ist, findet womöglich im Haushalt für ihn Verwendung: als Reinigungsmittel für die Fenster zum Beispiel oder zur Blumenpflege im Gießwasser ...

Spezialitäten für Kombucha-Genießer

Kombucha eignet sich ausgezeichnet für Mixgetränke mit und ohne Alkohol. Aber auch für die schnelle Küche oder delikate Essigvariationen eignet sich das gesunde Gärgetränk. Einige Beispiele finden Sie hier. Wenn Sie größere Mengen als angegeben zubereiten wollen, müssen Sie nur die Mengen entsprechend vervielfachen.

Hochprozentiges
Kaltes Früchtchen

Zutaten — 3 Likörgläser Kombucha, 1 Likörglas weißer Rum, ein Schuß Erdbeerlikör, 3 tiefgefrorene Erdbeeren.

So wird's gemacht — Kombucha mit Rum und Erdbeerlikör gut vermischen. Gefrorene Früchte zugeben. Servieren Sie den Erdbeer-Cocktail im Stielglas. Der erfrischende Cocktail schmeckt auch ohne die Zugabe von Rum.

Tequila Combu

Zutaten — 2 Likörgläser Kombucha, 1 Likörglas Orangensaft, $\frac{1}{2}$ Likörglas Tequila, ein Spritzer Grenadine, gefrorene Orangenstücke oder Eiswürfel aus Orangensaft.

So wird's gemacht — Alle Zutaten in ein Cocktail-Glas geben, mit einer eingeschnittenen Orangenscheibe und Kirsche garnieren.

Campari Fizz

Zutaten — 3 Likörgläser Kombucha, 1 Likörglas Campari, 1 Schuss süßer Wermut, Zitronenscheibe.

So wird's gemacht — Eiswürfel aus gefrorenem Orangensaft in ein Glas geben, Campari und Wermut darübergießen. Mit Kombucha auffüllen. Mit Zitronenscheibe garnieren.

Prickelpitt

Zutaten — 2 Likörgläser Kombucha, 1 Likörglas Sekt oder Champagner, 1 Spritzer Hibiskustee.

So wird's gemacht — Zutaten nacheinander in ein Sektglas geben. Anstelle von Hibiskustee kann rosafarbene Kombucha verwendet werden.

Vitamin-Cocktails
Enzyme-Plus

Zutaten — 2 Likörgläser Kombucha, 1 Likörglas Ananassaft, 1 Likörglas Papayasaft, 3 Scheiben Kiwi.

So wird's gemacht — Saft mit Kombucha in ein Glas füllen, dünne Kiwischeiben zugeben und mit einem Stück Ananas garnieren.

Hochprozentiges, Vitamincocktails

Basentrunk

Zutaten: 1 Likörglas Kombucha, 1 Likörglas Orangensaft, 2 Likörgläser Grapefruitsaft, ½ Likörglas Zitronensaft.

So wird's gemacht: Den Saft aus frisch gepressten Früchten mit Kombucha verquirlen.

Sommerfrische

Zutaten: 3 Likörgläser Kombucha, 1 Likörglas Hagebuttentee, tiefgefrorene Melonenkugeln (kirschgroß).

So wird's gemacht: Großes Glas mit Melonenkugeln füllen, Kombucha und Hagebuttentee darübergießen.

Essigvariationen

Für alle Essig-Rezepturen sollte die Kombucha-Flüssigkeit ausreichend stark vergoren sein (mindestens zwei bis drei Monate stehen lassen.)

Gewürz-Essig

Zutaten: 1 Tasse Kombucha-Essig, 2 rohe Knoblauchzehen oder 3 Esslöffel Zwiebeln, frische Kräuter wie Melisse, Basilikum oder Estragon.

So wird's gemacht: Knoblauchzehen schälen und in Scheiben schneiden. Zwiebeln oder Kräuter ebenfalls kleinschneiden. Nach Belieben Knoblauch, Zwiebeln oder Kräuter mit Kombucha-Essig in eine Flasche füllen, verschließen und eine Woche ziehen lassen. Danach in eine andere Flasche abseihen, einen frischen Kräuterzweig zugeben und kühl lagern. (Da Kombucha-Essig zumeist milder ist als Obstessig, verträgt die Mischung einen höheren Knoblauch- bzw. Kräuter-Anteil.)

Holunderblüten-Essig

Zutaten: 1 Tasse Kombucha-Essig, 1 Handvoll frische Holunderblüten, 1 Tasse Wasser.

So wird's gemacht: Holunderblüten im Wasser zum Kochen bringen, fünfzehn Minuten ziehen lassen. Nach dem Abkühlen mit Kombucha in eine Flasche füllen und kühl lagern (ideal als Zugabe bei Haarspülungen).

Schnelle Küche

Kräuterrührei

Zutaten 1 Likörglas Kombucha, 1 Likörglas Milch, 3 Eier, 1 Tasse frische Kräuter (zum Beispiel Petersilie, Schnittlauch), Salz, Pfeffer, Fett zum Ausbacken.

So wird's gemacht Eier mit kleingeschnittenen Kräutern, Kombucha und Milch verquirlen, unter Rühren in der Pfanne ausbacken. Mit Pfeffer und Salz würzen.

Mein Tipp: Auch Omeletts und Eierpfannkuchen werden besonders locker, wenn man etwas Kombucha unter den Teig rührt.

Gurkenkaltschale

Zutaten 1 Tasse Kombucha, 1 Schlangengurke, 1 Becher Schmand (alternativ Sauerrahm oder Creme fraîche), 1 Esslöffel kleingehackte Zwiebel, 2 Esslöffel Dillspitzen, 1 – 2 Teelöffel Senf, 1 Teelöffel Pflanzenöl, je eine Prise Salz und Pfeffer.

So wird's gemacht Alle Zutaten mit einem elektrischen Mixer pürieren. Mit frischem Dill garnieren.

Kombucha-Torte

Zutaten 150 g Löffelbiskuit, 125 g Butter, 600 g Frischkäse, 200 g Joghurt, 100 ml Kombucha, 1 Päckchen Tortenguß (klar).

So wird's gemacht Biskuits zerbröseln, mit heißer Butter mischen und auf den Boden einer Springform drücken. Frischkäse, Joghurt und Kombucha mit Rührgerät mischen. Tortenguß zubereiten, unter die cremige Mischung rühren. Danach in die Springform füllen und ca. 3 Stunden in den Kühlschrank stellen. Vor dem Servieren mit frischen Früchten garnieren.

Bezugsquellen

Versender von Kombucha-Kulturen für den Selbstansatz

Interpilz Dr. Meixner GmbH
Sonntagweg 6c
D – 70569 Stuttgart
Telefon (0711) 6876606,
Fax 0711/6788380
Preis: ca. 90,– DM

Arbeitskreis seelische und
körperliche Gesundheit
Ingeborg Oetinger
Ruckhardtshauser Straße 7
D – 74613 Öhringen-Ohrnberg

Bestellungen schriftlich oder
per Fax (07948) 2446
Preis: 40,– DM inkl.
Versandkosten

Neues Leben,
Fachversand für
Naturheilmittel
Adelheid Stutz
Im Schweizer 16
D – 73266 Bissingen
Preis: ca. 50,– DM

Hersteller fertiger Kombucha-Getränke

(siehe Beschreibung
auf Seite 64ff.)

Dietmar Fischer Bioprodukte
Metzer Straße 67
D – 66117 Saarbrücken
Telefon (0681) 73626 oder
5847435, Fax (0681) 73625

Roland Geist GmbH
Kirchenrain 11

D-74613 Öhringen-Untersöllbach
Telefon (07941) 39494,
Fax (07941) 39495

Interpilz
Dr. Meixner GmbH
Sonntagweg 6c
D – 70569 Stuttgart
Telefon (0711) 6876606,
Fax (0711) 6788380

Bezugsquellen

Dr. med. Sklenar Bio-Produkte
Josef-Baumann-Straße 39a
D – 44805 Bochum
Telefon (0234) 89166 – 0,
Fax (0234) 8916666

Soyana
Postfach
CH – 8952 Schlieren

Stock Vital GmbH
Viktoriastraße 3
D – 65189 Wiesbaden
Telefon (0611) 90270,
Fax (0611) 9027420

Top Fit Naturkost
Lenaustraße 12
D – 70736 Fellbach
Telefon (0711) 9559911,
Fax (0711) 5496299

Voelkel KG, Natursäfte
Pevestorf 23
D – 29478 Höhbeck
Telefon (05846) 9500,
Fax (05846) 95068

Anbieter von Kombucha-Konzentraten

Dr. med. Sklenar
Bio-Produkte GmbH
Josef-Baumann-Straße 39a
D – 44805 Bochum
Telefon (0234) 89166 – 0,
Fax (0234) 8916666
Preis: ca. 60,– DM
(100 ml »Press-Extrakt«)

Interpilz Dr. Meixner GmbH
Sonntagweg 6c
D – 70569 Stuttgart
Preis: ca. 29,– DM (50 ml),
ca. 49,– DM
(100 ml »Combucha-Elixier«)

Rüdiger O. Schlegel
In der Betz 16
D – 57520 Harbach/Sieg
Telefon (02734) 571718,
Fax (02734) 571719
Preis: ca. 62 – DM (350 ml
Kombucha-Papaya-Konzentrat)

Peter Szuba
Ostlandstraße 11
D – 57080 Siegen
Telefon (0271) 9399088,
Fax (0271) 9399089
Preis: ca. 57,– DM
(350 ml Kombucha-Papaya
und Guave-Konzentrat)

Internet- und E-Mail-Adressen

http://www.kombu.de/german.htm
Informationen rund um Kombucha bietet Günther W. Frank in seinem Kombucha Journal.

http://www.kombu.de/suche.htm
Wer einen Kombucha-Pilz sucht, findet in der Kombucha-Börse nach Postleitzahlen geordnet Adressen von anderen Kombucha-Fans, die kostenlos (bei persönlicher Abholung) oder gegen Erstattung der Unkosten Kulturen abgeben.

http://persweb.direct.ca/chaugen /kombucha_faq_home.html
Unter dieser Adresse hat Colleen M. Allen eine Fülle häufig gestellter Fragen und Antworten zu Kombucha in englischer Sprache zusammengestellt.

kombu-subscribe@onelist.com
Anmeldung zur deutschen Kombucha-Mailingliste: Wer sich an einem Gedankenaustausch auf Deutsch beteiligen will, schickt eine leere E-Mail (ohne Betreff und Text) an die obenstehende Adresse. Er erhält daraufhin ein Begrüßungsmail, das wiederum kommentarlos zurückgeschickt werden muss. Diese Antwort dient als Bestätigung der eigenen korrekten E-Mail-Adresse.

kombucha-request@mLists.net
Anmeldung zur englischsprachigen Mailingliste: Schicken Sie eine E-Mail an die obenstehende Adresse. Die Betreff-Zeile bleibt frei. In den Textteil schreiben Sie folgende Worte untereinander:
subscribe
end

So knüpfen Sie Kontakt zu Kombucha-Fans in aller Welt. Allerdings können an einem einzigen Tag zehn E-Mails und mehr zusammenkommen. Wer diese Nachrichten lieber kompakt in einer einzigen E-Mail erhalten möchte, meldet sich auf dieselbe Art wie oben beschrieben bei folgender Adresse an:

kombucha-digest-request@mLists.net
Auch die Abmeldung bei beiden Listen ist ganz einfach. Wer keine Kombucha-Mails mehr bekommen möchte, schickt eine E-Mail an die jeweilige Adresse und schreibt in den Textteil:
unsubscribe
end

Sachregister

Abnehmen 10
Abwehrschwäche 70, 71
Alkohol 28, 29, 30
allergischer Schnupfen 71, 72
Appetitlosigkeit 72
Arthritis 92
Arthrose 92
Asthma 73, 74

Baby-Kombucha 56
Bakterien 21
Biotrunk 7, 8
Blähungen 74
Blutdruckbeschwerden 74, 75
Bronchitis 75, 76

Candida 27, 28
Cholesterinspiegel 77

Darmflora 31, 32
Diabetes mellitus 76, 77
Durchblutungsstörungen 77ff.
Durchfall 79

Elektrolytgetränke 8
empfohlene Trinkmenge 61
Entgiftung 34
Entschlacken 98, 99
Enzyme 25
Essigvariationen 107

Fasten 97, 98
Frauenleiden 80, 81
Früchtetee 45

Gallenbeschwerden 81
Gärgefäße 52, 54
Gärprozess 22, 23
Geräte für den Ansatz 49
Gicht 81, 82
Glukuronsäure 24
grüner Tee 40ff.
– Inhaltsstoffe 41
– Sorten 42
– Wirkung 41

Harnwegsinfektion 83
Hautprobleme 83ff.
Hefen 21, 27
Heuschnupfen 71
hochprozentige Mixgetränke 106
Honig 46, 47
Hygiene 51

Immunsystem 25, 31, 32
Impotenz 85, 86
Infekt, grippaler 79, 80
Ischias 86, 87

Joghurt 11

Kefir 11
Kombucha
– Ansatz 50, 51, 55
– Einfrieren 57, 58
– Erfolgsberichte 9, 10
– Fertiggetränke 66ff.
– für Kinder 62, 63
– Gärdauer 53
– Geschichte 12
– im Internet 39, 111
– Inhaltsstoffe 9, 23ff.
– Lagerung 54
– Mikroorganismen 21
– Namen 13
– Standort 52
– Startkultur 20, 38
– Trockenlegen 58
Kombucha-Essig 100, 104, 105
Kombucha-Pilz 22
Kombucha-Spender 39
Kombucha-Tropfen 56, 57
Kombucha und Kosmetik 100ff.
– Badezusatz 101
– Erfrischungsmaske 103
– Essig 100
– Gesichtspackung 102, 103
– Haarkur 103
– Hautcreme 103
– Kompressen 101
– Tonikum 102

Kopfschmerzen 87, 88
Krampfadern 88, 89
Kräutertee 44, 45
Krebstherapie 10, 16
Kwass 11

Leitungswasser 48, 49

Magenbeschwerden 89, 90
Menstruationsbeschwerden 80
Migräne 87, 88
Milchkefir, siehe Kefir
Milchsäure 26
Milchsäurebakterien 11
Mineralstoffe 25, 26
Mineralwasser 48, 49
Müdigkeit 90, 91
Muskelkater 35
Muskelschmerzen 91, 92

Nährlösung 22
Nebenwirkungen 63

Pichia 27
Polysaccharide 25

Rezepte für die schnelle Küche 108
rheumatische Beschwerden 92, 93

Schwarzer Tee 42
– Sorten 43
– Stoffwechsel 32, 33
– Wirkung 43, 44

Usninsäure 28

Verstopfung 93, 94
Vitamin-Cocktails 106, 107
Vitamine 25, 26

Wasserkefir, siehe Kefir

Zahnfleischentzündung 94, 95
Zucker 46, 47, 48
Zutaten 49